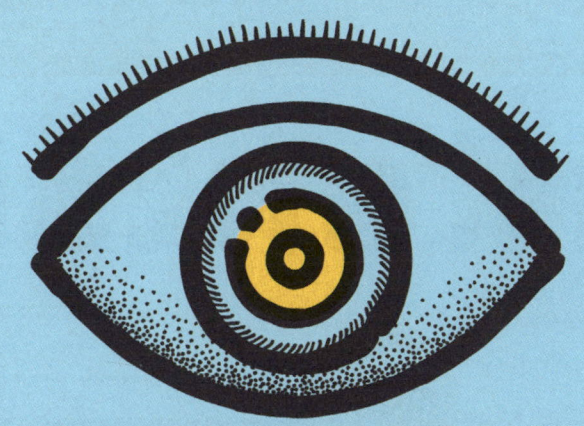

人体说明书

HUMAN BODY MANUAL

中国科普研究所
科学媒介中心 / 编著

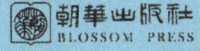

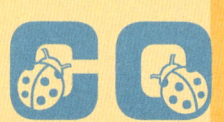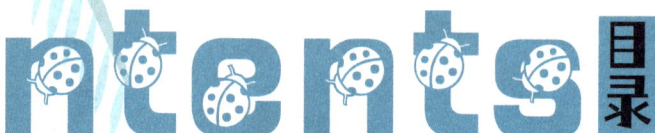

第 1 章 人类的起源

1-1　人是从哪里来的？　……002

1-2　你在妈妈肚子里是什么样子的？　……006

1-3　心脏为什么能不停地跳动？　……010

1-4　人的眼泪为什么是咸的？　……014

1-5　我们如何看见不同的颜色？　……020

1-6　为什么说每个人都是独一无二的？　……023

1-7　人类进化之路仍在继续　……025

2-1　人类是什么时候学会数数的？……032

2-2　出生之前，你的口味偏好就已经形成　……038

2-3　人们为什么要讲故事？……042

2-4　星座能决定人的性格与命运吗？……046

2-5　助人为何乐？……049

2-6　"灵魂出窍"是怎么回事？……053

第 **2** 章

人类的迷思

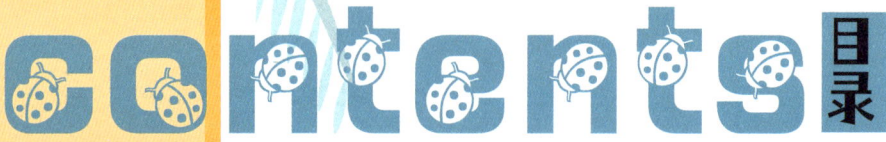

目录

3-1　你是"百灵鸟"还是"夜猫子"？……058
3-2　左撇子是不是比较聪明？……062
3-3　你的青春期谁做主？……066
3-4　为什么你比别人"招蚊子"？……070
3-5　"懒癌"基因被发现，你的懒可能是天生的？……072
3-6　怎样睡觉更健康？……077
3-7　端粒是什么？……081
3-8　肉肉的身材你别怕，长对地方更长寿　……086

第 3 章

认识我自己

第4章 提升我自己

4-1　幽默感是一种性格力量 ……092

4-2　如何让自己变得更有想象力？ ……096

4-3　如何利用遗忘曲线来改善记忆？ ……100

4-4　理智和情感不是相互独立的，而是不可分割的 ……102

4-5　翻开一部孤独史 ……106

DNA

RNA

第 1 章

人类的起源

第1章 人类的起源

1-1 人是从哪里来的？

小朋友的头脑里总是充满各种稀奇古怪的问题："地球为什么是圆的？""老鹰为什么能在空中盘旋？""鱼为什么能在水里呼吸？""人类的祖先从哪里来？"……对于人类起源的问题，我们该如何回答呢？除了讲神话，从科学角度我们该如何回答这个问题呢？

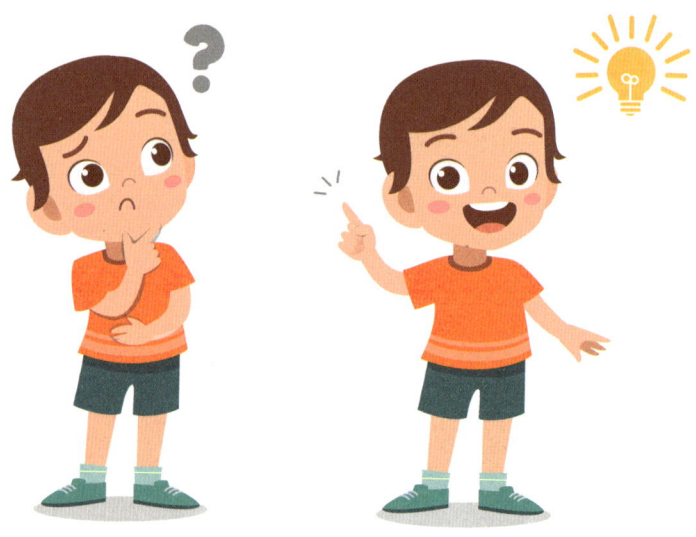

首先需要搞清楚"人"是什么。这个问题不难回答，父母、老师、身边的朋友或者街上擦肩而过的陌生人都是人，但是从专业角度来讲，"人"指的是一类物种——"人类"。

科学家对每个物种都进行分类和命名。分类通常包括七个主要级别：界、门、纲、目、科、属、种。范围从大到小，种（物种）是最基本的单元。为了便于沟通交流，科学家给每个物种起了一个确定的学名——由两个拉丁名词组成，第一个代表属名，第二个代表种名。例如：西方蜜蜂，拉丁名为Apis mellifera；法国蔷薇，拉丁名为Rosa gallica。我们人类也有专属的拉丁名Homo sapiens（智人），隶属于动物界—脊索动物门—哺乳纲—灵长目—人科—人属。

关于人类的起源，科学界的主流说法是人类起源于非洲。1997年，美国加州大学伯克利分校的蒂姆·怀特率领的国际研究组在埃塞俄比亚阿法盆地发现了3块人类头骨化石。通过氩同位素测定，这些

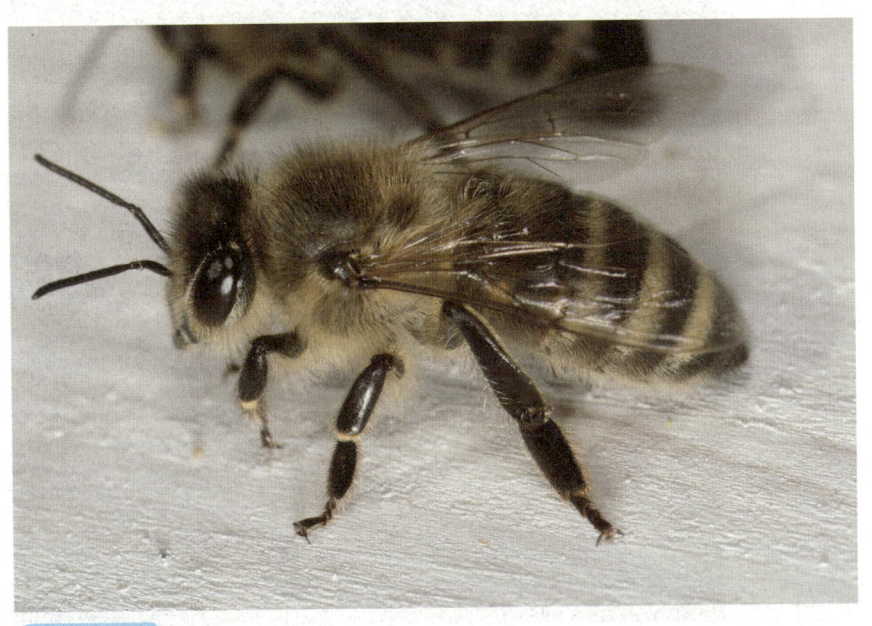

蜜蜂

头骨化石的生存年代为距今约16万年至15.4万年。除此之外,考古学家在南非、北非的摩洛哥、东非的肯尼亚都发现过远古人类的踪迹。

科学技术的发展也为这一说法提供了更多证据。这里要提到著名的"夏娃理论"。美国加州大学伯克利分校的威尔逊遗传小组研究发现,全人类的线粒体DNA基本相同,差异很小,而线粒体DNA只通

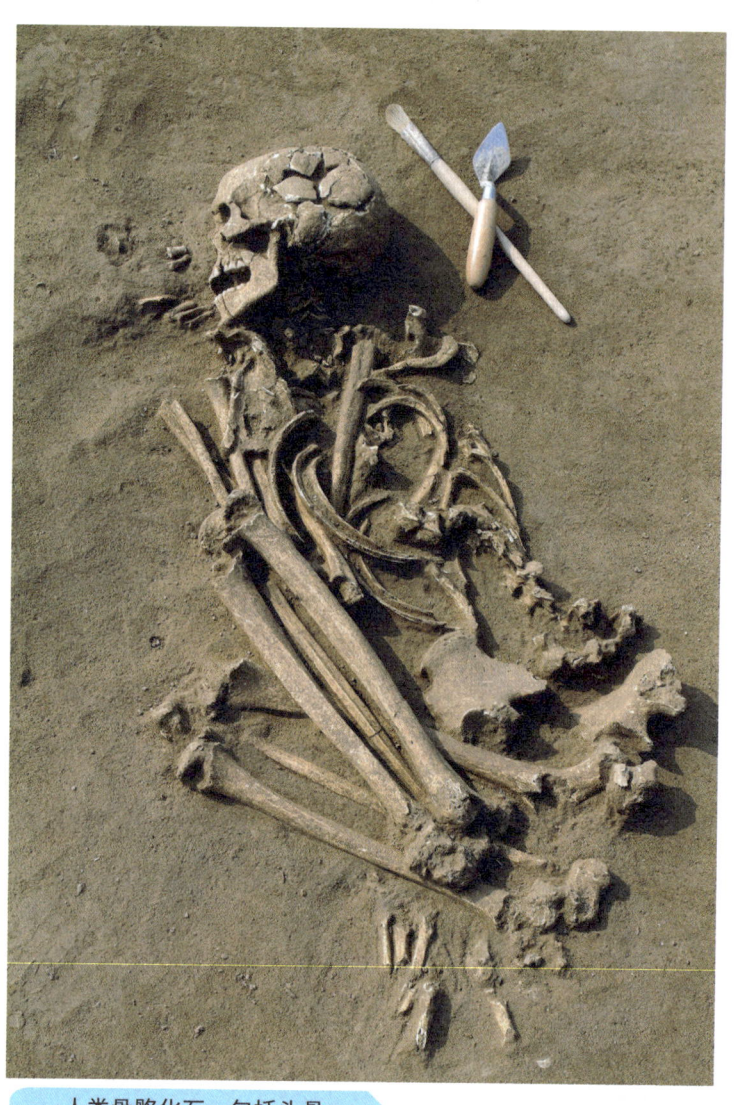

人类骨骼化石,包括头骨

过母系遗传。由此可见，如今世界各种族居民的线粒体DNA都是从一个共同的女性祖先那儿遗传下来的。同时，在现代各种族中，非洲人的线粒体DNA的多样性远多于其他种族，从而也证明了非洲人是最早出现的现代人类。

但这里要指出的是，人类是群居动物，在远古时代的非洲，不是一个人，而是数以百计的人生活在一起。这几百人繁衍生息，在漫长的10万年里，他们不断地寻找新的栖息地点，在海岸边、山林中，甚至在沙漠中定居。大约7万年前，小部分人离开了他们的家乡非洲，迁徙到世界的其他地方，例如亚洲、大洋洲、欧洲等。经过不断的迁徙、繁衍，有了如今分布在世界上两百多个国家的数十亿人口。可以说，20万年前居住在非洲的这几百人是我们人类共同的祖先。换言之，如今生活着的每个人，无论他是什么肤色，说哪种语言，来自哪个国家，从血统上讲，都是非洲人的后代。

第1章

1-2 你在妈妈肚子里是什么样子的?

你是锥子脸还是国字脸?是否有大鼻子、小耳朵或大脑门?我们的脸究竟是如何形成的呢?这要回到生命的源头去寻找答案。

源于受精卵

和人类一样,大多数生物的脸都很特别。例如,大象的鼻子、鳄鱼的长颚和锋利的牙齿、鸟类的各种嘴巴等,这些特征都是显而易见的。

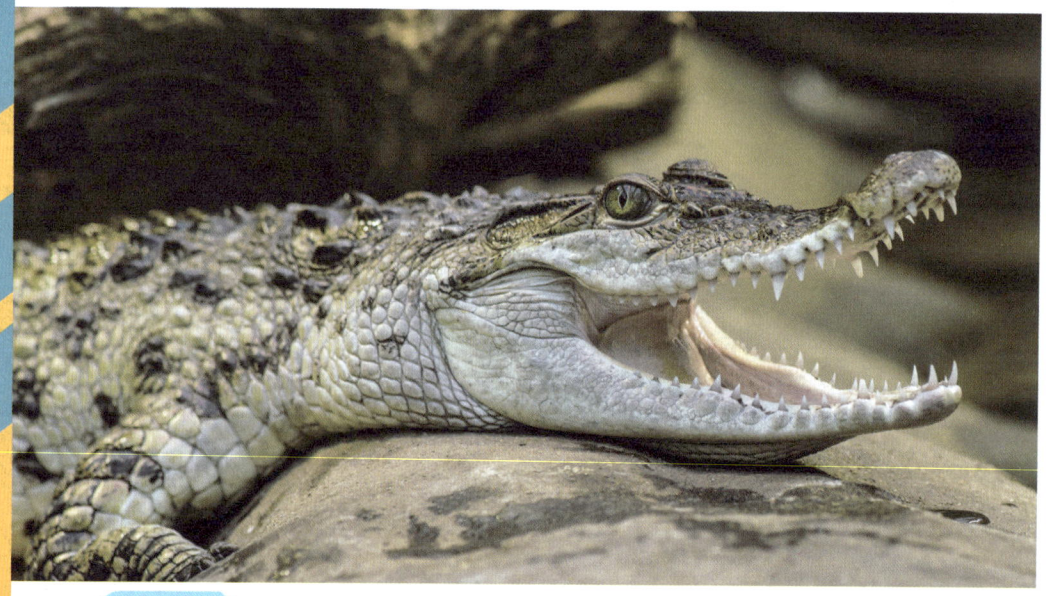

鳄鱼

早在生命的最初阶段,我们的脸就孕育而生了。神奇的是,动物包括人类的这些独特容貌在漫长的进化过程中并没有发生太大变化。

脊椎动物形成脸的基因和生物过程非常相似,都是从受精卵开始长出面孔的。通过成千上万次的细胞分裂,形成了头骨、下颚、皮肤、神经细胞、肌肉和血管等颅面组织,于是,和其他脊椎动物一样,我们的脸长成了。

两侧融合

我们的脸是胚胎形成中可最早识别的特征之一,包括眼睛、鼻子、耳朵和构成上下颌骨的组织,这一切都是在胎儿约7至8周时形成的。

在胚胎发育的第6周,面部各部分的融合已经开始,鼻子的两侧会合起来,既相互连接,也会连接上唇组织。第一次融合奠定了面部

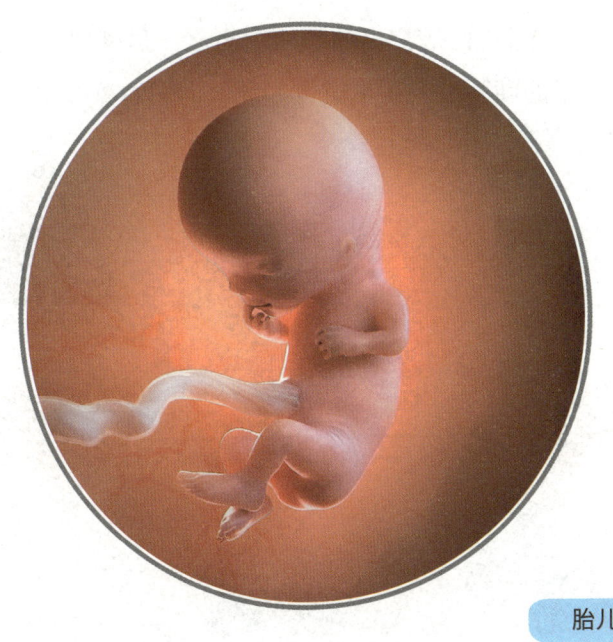

胎儿

解剖结构,并为下一次的硬腭融合打下了基础。

嘴巴顶部的硬腭源于两个独立的"架子",分别位于胚胎的左右两边。这些架子向上抬起并一起生长,形成了一个连续的结构,最终将鼻腔、鼻窦与口腔分开。

到第9周左右,这些融合过程就基本完成了,但面部细胞仍在继续移动、重塑和发挥功能性作用,比如,骨骼的结构框架形成,血管输送氧气和营养物质,面部肌肉控制眼睛和下巴的运动等。

有时也会出岔子

要使所有这些细胞和组织都各司其职,其复杂性和同步性不言而喻。在颅面的发育过程中,出岔子的情况也会出现。

在世界范围内,每年有4%~8%的新生儿会有影响一个或多个器官的缺陷。这些新生儿当中,75%会出现头部或面部的异常。

构成颅骨、面部、血管、肌肉、下颌和牙齿的任何类型的细胞都可能出现问题,但最常见的颅面缺陷之一是腭裂,全世界大约有1/700的孩子的硬腭没有正常融合,导致他们的鼻腔和口腔之间存有很大的缝隙。

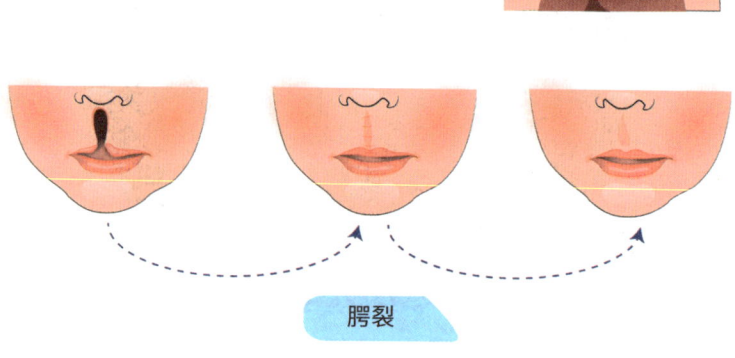

腭裂

由训练有素的外科医生做手术，这种先天缺陷相对容易治愈，但持续的健康服务仍是必不可少的，如言语病理学和心理咨询等服务。孩子们也可能需要医护帮助来改善听力，因为中耳骨的问题通常伴随其他颅面部缺陷出现。此外，还需要肌肉缺陷矫正手术。

理解问题发生的原因

为了降低颅面缺损的发生率和严重程度，研究人员使用动物模型系统，尤其是老鼠、鸡、青蛙和斑马鱼的胚胎，试图找出这些缺陷发生的原因。

在所有的颅面缺陷中，25%的病例可归因于环境因素，如孕妇吸烟、酗酒或吸毒，接触有毒金属，受到沙门氏菌或风疹的感染等。

剩下75%的颅面缺损与遗传因素有关。由于大多数控制动物颅面发育的基因也控制人类的颅面发育，借助这些动物模型有助于我们更好地理解人类上颚的发育过程及具体基因的运作原理。

这项工作还能帮助人们找到新的预防和治疗方法，例如为孕妇补充有益的营养和维生素。以B族维生素叶酸为例，它可以用于减少神经管缺陷，如脊柱裂。

通过了解促进面部生长的基因表达过程，人们能发现更多的有益信息，帮助孕妇掌握胎儿的信息，还能为患有颅面部疾病的儿童创造一个更好的人生开端。

第1章

1-3 心脏为什么能不停地跳动？

众所周知，我们的心脏总是在不停地跳动，直到生命终止。心脏对于每个人来说都很重要，那么心脏为什么能不停地跳动呢？下面从心脏的结构、功能，以及跳动频率等方面说说心脏跳动的秘密。

在我们的身体里，有很多块肌肉，它们可以辅助器官发挥作用。例如，当我们阅读文字时，有些肌肉会控制眼球的移动，使我们看得更清楚。人体的有些肌肉可以通过大脑来控制，而其他一些肌肉是不受大脑控制的，心脏就是你无法控制的肌肉组织。

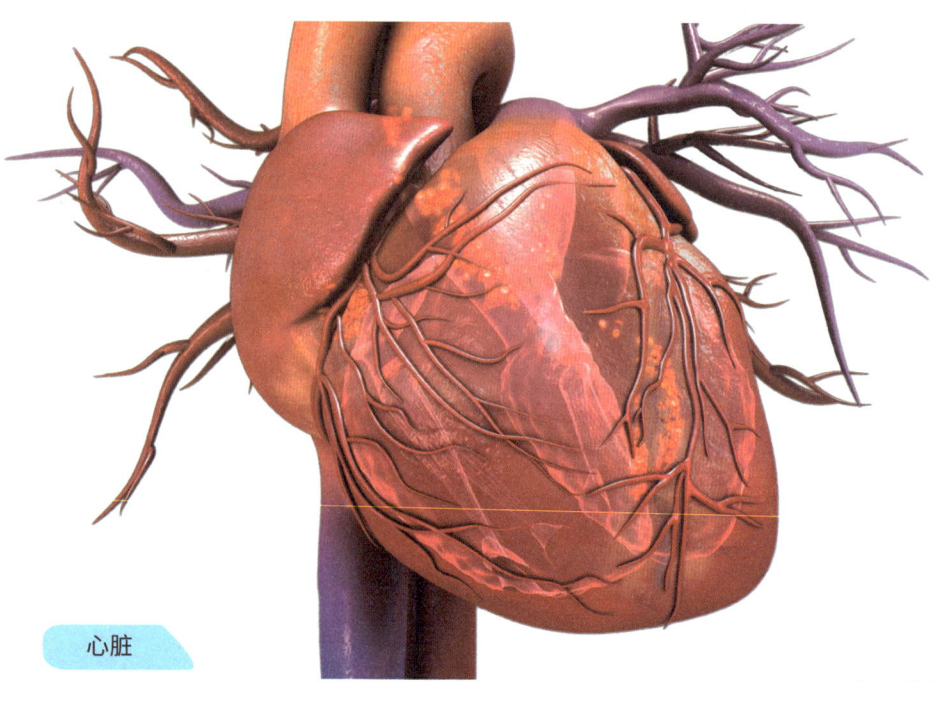

心脏

心脏的结构与功能

心脏是由特殊的无意识肌肉——心肌组成的，而心肌则由心肌细胞组成。心脏内部有四个空腔：左心房、左心室、右心房、右心室。心脏的作用是推动血液流动，向器官或组织提供充足的血流量，以供应氧和各种营养物质，并带走代谢的终产物，如二氧化碳、无机盐、尿素和尿酸等，使细胞维持正常的代谢和功能。心脏的主要功能是为血液流动提供压力，把血液运输至身体各个部分。为了实现血液的运输，心脏需要不停地跳动，控制心脏跳动的细胞称为心脏起搏细胞。

心脏起搏细胞设定了心脏跳动的节奏，这些细胞会产生电脉冲，通过心脏的特殊路径发射出信号，以确保其他肌肉细胞以波浪模式进行收缩，从而将血液泵出心脏，流向肺部和周围身体组织。这种电脉冲是由从细胞内向外移动的微小分子运动引起的，而这些分子主要来

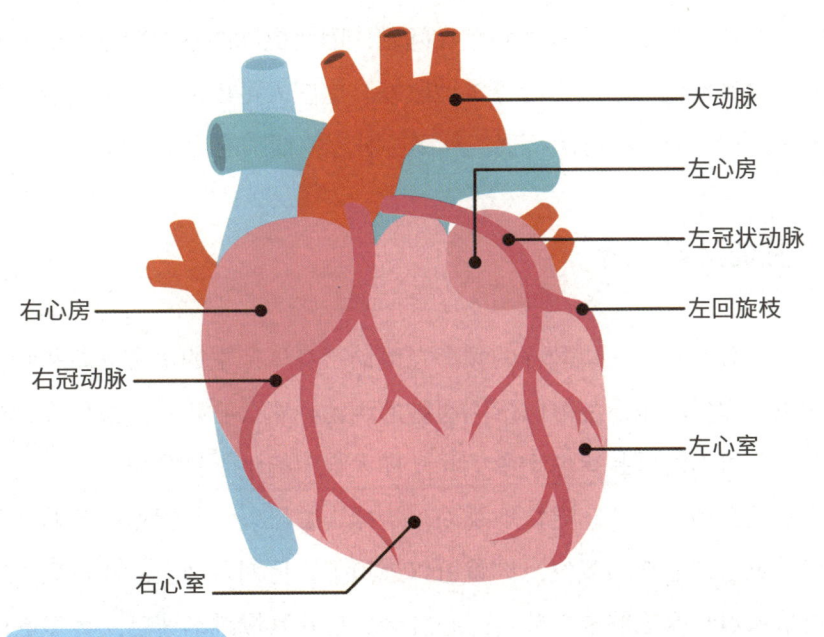

心脏结构

第1章 人类的起源

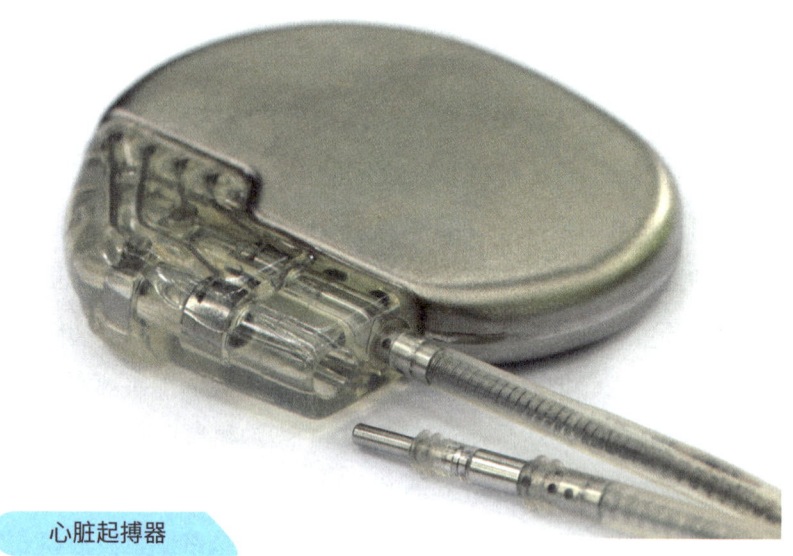

心脏起搏器

自我们日常吃的食物，它们可以提高心脏的功能。所以经常吃足够的水果和蔬菜以及含有钙的食物，可以有效地促进心脏的功能。

有些人的心脏起搏细胞存在问题，因此电脉冲不能穿过他们的心脏，导致他们的心脏不能正常地收缩。这些人可以通过手术安装一台微小的机器——心脏起搏器，起到心脏起搏细胞的功能。

心脏的跳动频率

心脏并不总是以同样的频率在跳动，身体产生的化学物质和我们看见或闻到的东西都能够影响心脏的跳动频率（心率）。如果你的弟弟穿着可怕的服装给你一个惊吓，你大脑中的化学物质和电信号会向心脏发出指令，使它更快地跳动。这样心脏可以为手臂和腿部的细胞提供更多的血液和氧气，你就可以逃跑了。星期六晚上，你在家里很放松地观看喜欢的电视节目，心脏会放松并减慢跳动速度，大多数血液将流向肠道而不是四肢。

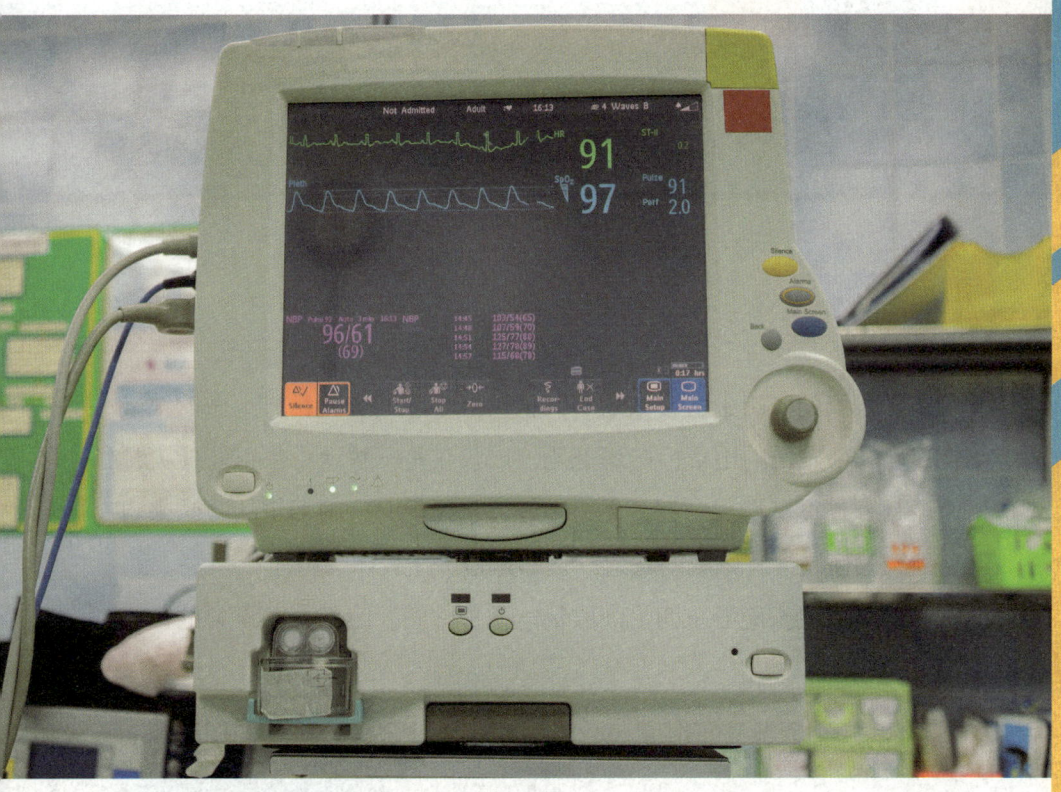

心电图

心脏为什么能不停地跳动？

　　心脏每分钟跳动约60~70次，当我们运动时心脏跳动很快，每分钟可以达到220次。通常来说，儿童的心跳速度比成年人的心跳速度更快。如果你想知道自己的心脏一分钟最快能跳多少次，计算公式是220减去你的年龄。锻炼要量力而行，一定要让你的心跳处于能承受的范围以内。

　　为了感受心脏的跳动能力，你可以尝试在一分钟内握紧并放松拳头60次。假设你的心脏每分钟跳动60次，每小时60分钟，一天24小时，每年365天，那每年你的心脏要跳动31,536,000次。不用担心，你的心脏可以在每两个节拍之间休息一下。

1-4 人的眼泪为什么是咸的?

哭是我们一出生就会做的事,很可能是我们来到世界上做的第一件事。一部悲伤的电影、一场悲剧,或仅仅是一根葱,都可能让人热泪盈眶。有没有那么一刻,你心中曾泛起疑问——眼泪中的咸味来自何处?为何它会有咸咸的味道,莫非是为了让人体会苦涩?

眼睛让我们能看东西,而眼泪能保护眼睛。眼泪至关重要的作用

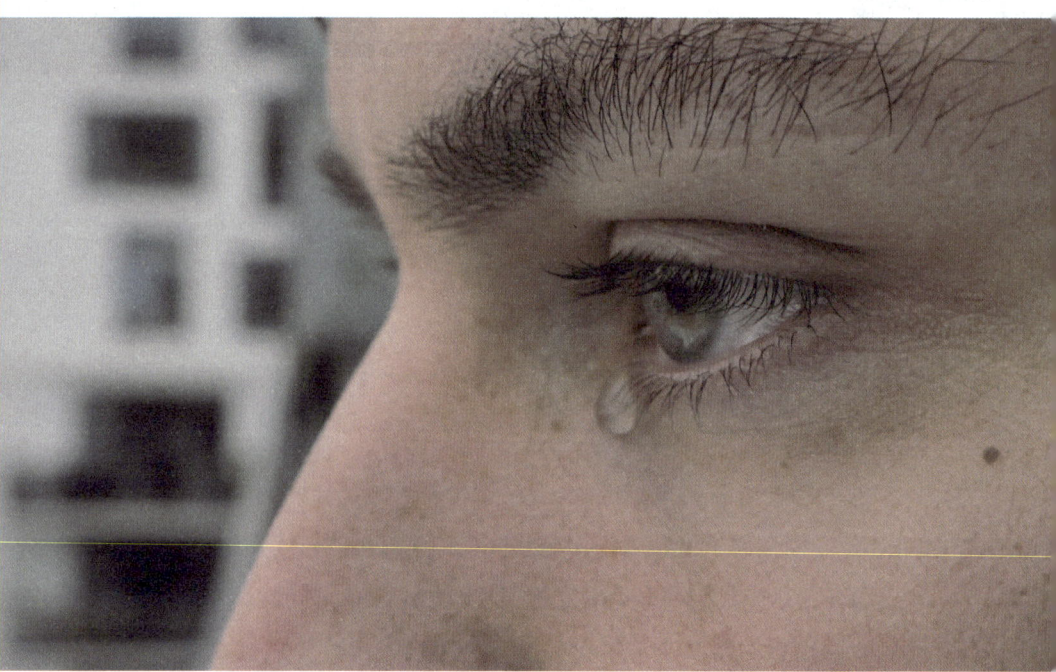

眼泪

是使眼球表面保持清洁和湿润,确保眼睛在睁开时不会干燥,从而保护我们的眼睛免受伤害。

那么眼泪为什么是咸的呢?在解释这个问题之前,我们先来了解一下眼泪的类型和成分。

基底眼泪

每次我们闭上眼睛,一层薄薄的泪液就会覆盖在眼球表面。这些"日常"眼泪被称为基底眼泪,由水、脂类、黏蛋白、免疫球蛋白、钠和钾等物质组成,其中包括一系列抗氧化剂,如抗坏血酸钠和尿酸盐。基底眼泪的许多成分能保护眼睛免受外来病原体或其他潜在细菌的伤害。

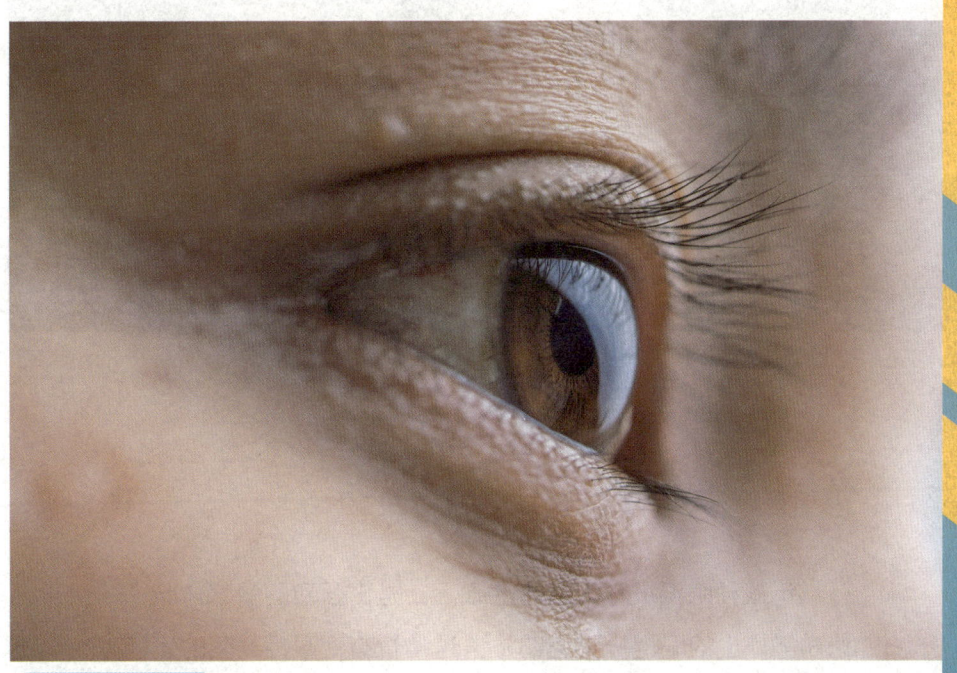

基底眼泪

反射性眼泪

我们眼睛里形成的第二种眼泪叫作反射性眼泪。顾名思义,反射性眼泪是在强烈的外部刺激下形成的,例如由烟、胡椒粉、灰尘等刺激物引发的眼泪,或是鼻黏膜、口腔黏膜受到刺激引发的眼泪,这种眼泪是我们无法控制的。这些反射性眼泪形成的目的是把刺激物冲出去,是清洁眼部的防御机制在发挥作用。

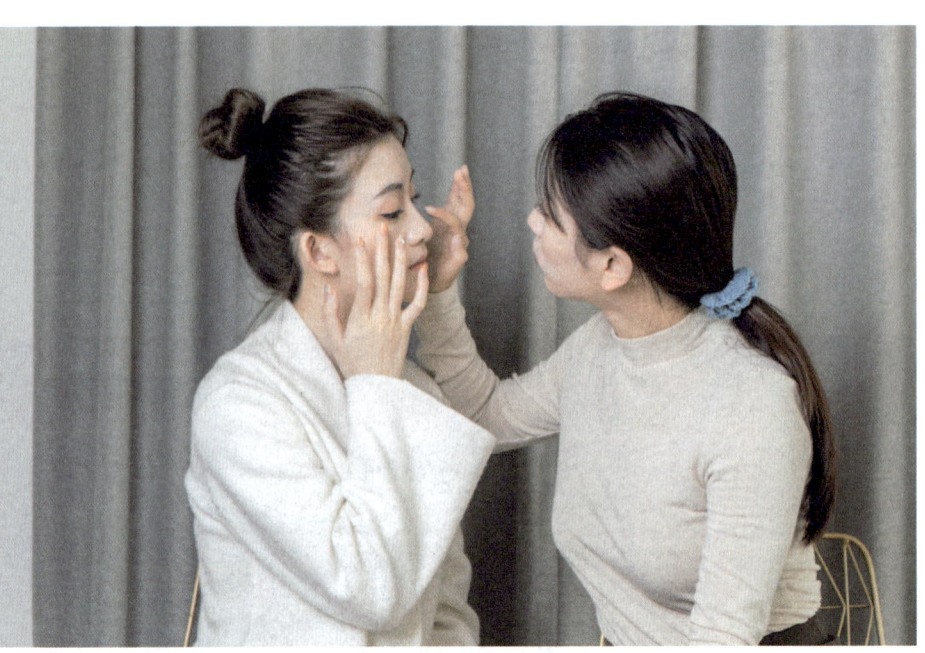

反射性眼泪

情绪性眼泪

第三种眼泪被称为情绪性眼泪,是由强烈的情感体验——快乐、悲伤等产生的眼泪。有趣的是,这种情绪性眼泪产生的途径是完全不同的。它受影响副交感神经系统的大脑边缘系统控制,通过释放神经

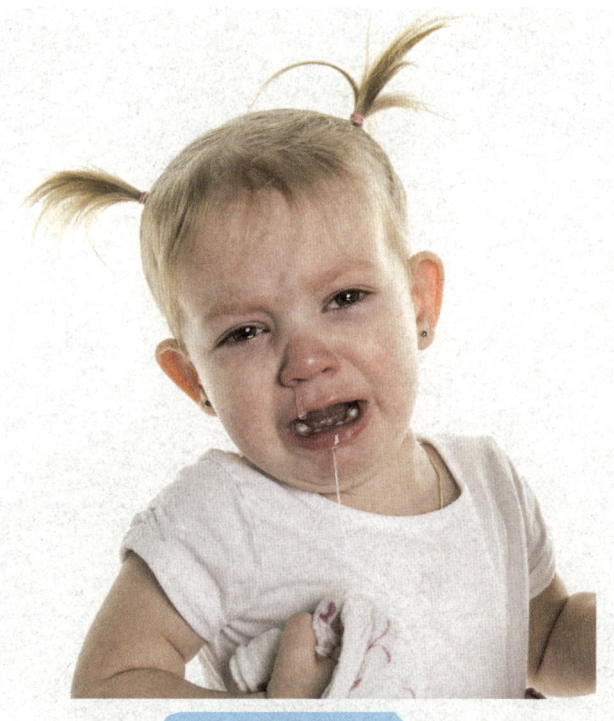

情绪性眼泪

人的眼泪为什么是咸的？

递质触发泪腺产生眼泪。不仅与另外两种眼泪产生的途径不同，而且成分也不同。情绪性眼泪中不仅有更高浓度的蛋白质激素，还有一种温和的、天然的镇痛物质——亮氨酸脑啡肽。

那么，眼泪到底为什么是咸的？

眼泪并不都是一样的，在显微镜下可以观察到情绪性眼泪和反射性眼泪的成分区别。

如前所述，基底眼泪含有钾和钠，它们是我们身体中最重要的电解质。电解质是天然的盐。人体中重要的电解质(盐)包括钾、钠、钙、碳酸氢盐、磷酸盐和镁等。

你用舌头品尝眼泪，会尝到一点儿盐的味道，眼泪大约有98%的纯水，而剩下的2%含有我们上面解释过的所有其他物质。然而，即

第 1 章

人类的起源

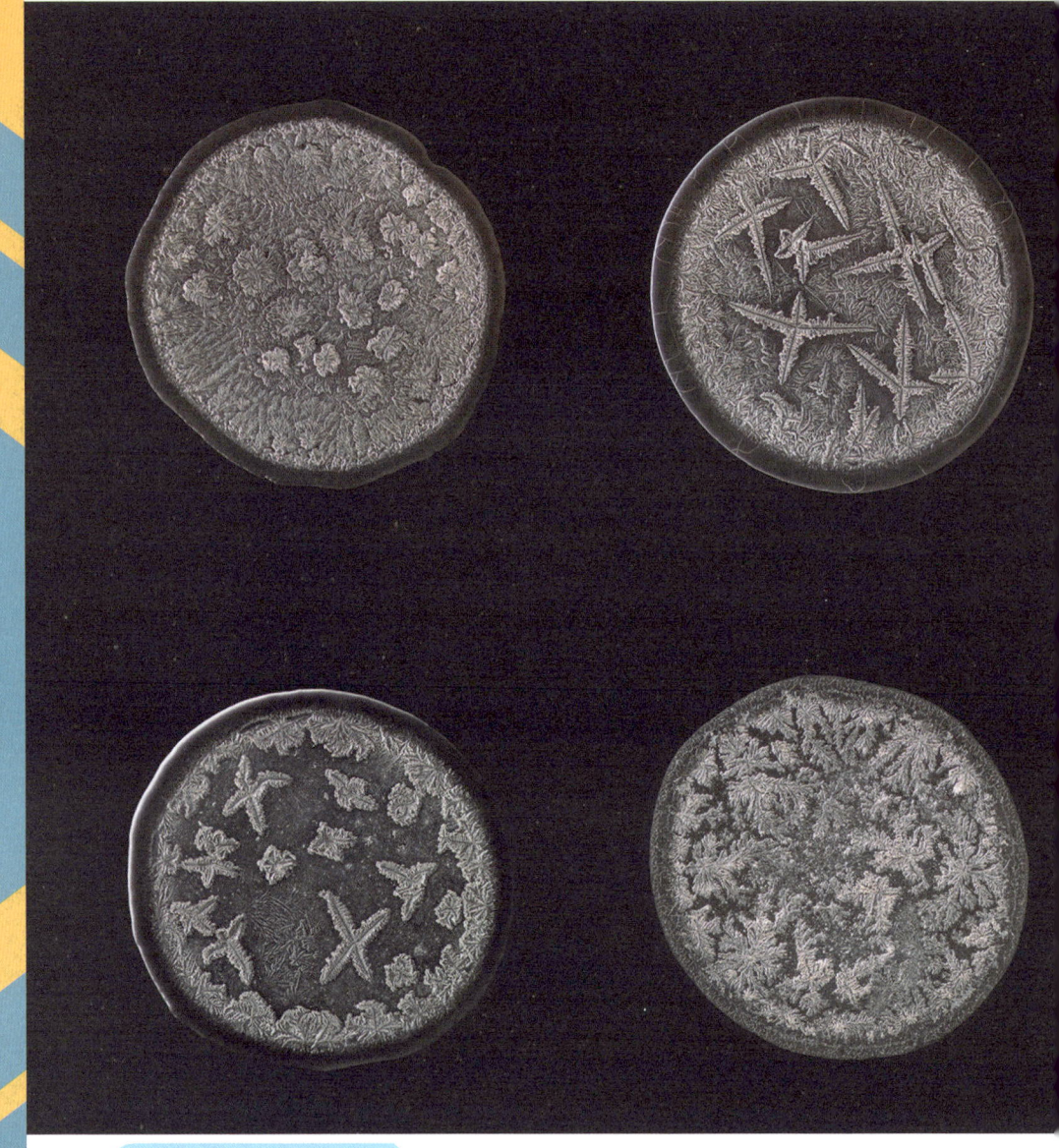

显微镜下的眼泪

使含盐量如此之低，眼泪也会使眼睛处于不利于细菌生长的环境中。作为免疫系统的延伸，你的眼泪含有盐分是很有用的。

此外，我们的身体里有将近250克的盐，因此我们身体里的水本

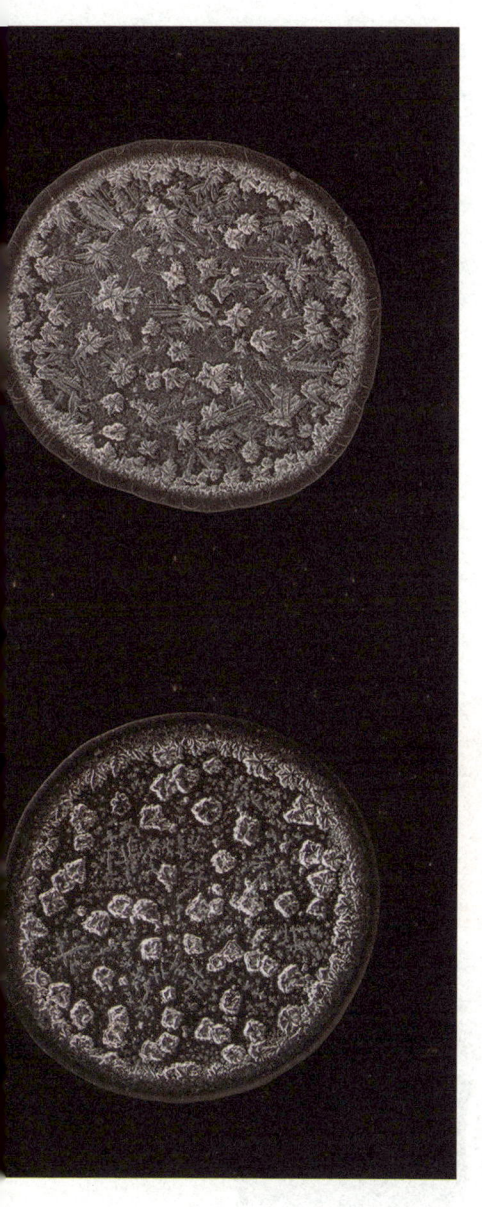

质上是咸的，尽管没有海水那么咸。所以眼泪中必然含有一定浓度的盐。在眼泪中发现的一些其他盐和离子也有助于眼睛内部的保护和治疗。然而，拥有三种不同类型的眼泪最大的好处是，身体可以根据所面临的刺激，通过产生适当浓度的盐和相应类型的眼泪来保护眼睛。

眼泪是咸的这一事实，证明了我们的身体机能异常复杂并相互关联。即使是最简单的事物，比如你眼角的泪水，也能讲述一个令人印象深刻的关于人类进化和我们身体的故事！

1-5 我们如何看见不同的颜色？

假设你有三种不同的颜料——蓝色、绿色和红色，还有一支画笔和一张纸，你会用它们做什么呢？这三种颜料可以画出许多不同的东西，如绿树、蓝色汽车或红苹果等。但是如果你想画一件紫色的衬衫，要怎么办呢？红色和蓝色的颜料混合起来就可以得到紫色。

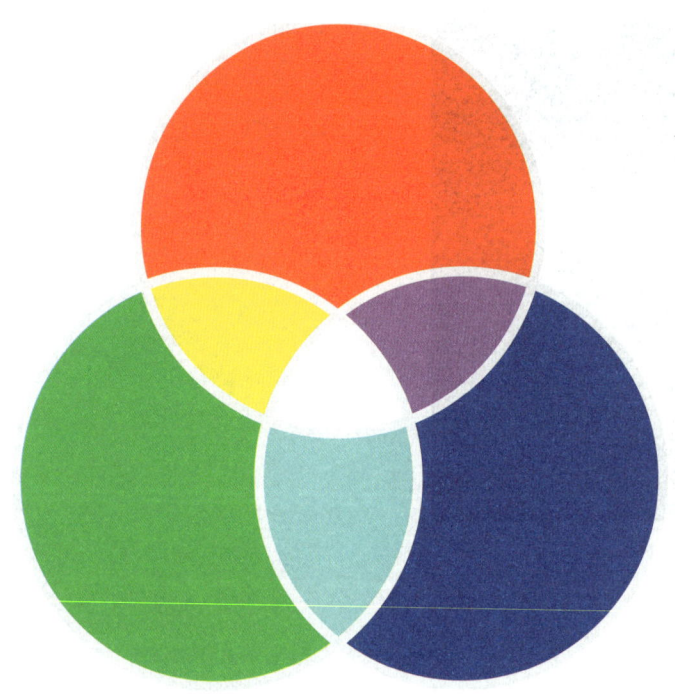

光学三原色

视锥细胞的涂色游戏

在眼睛中,有一种特殊的细胞可以吸收从每个颜料斑点中反射出来的光线,这些细胞称为视锥细胞。在显微镜下,它们看起来像冰淇淋甜筒,但要小得多。

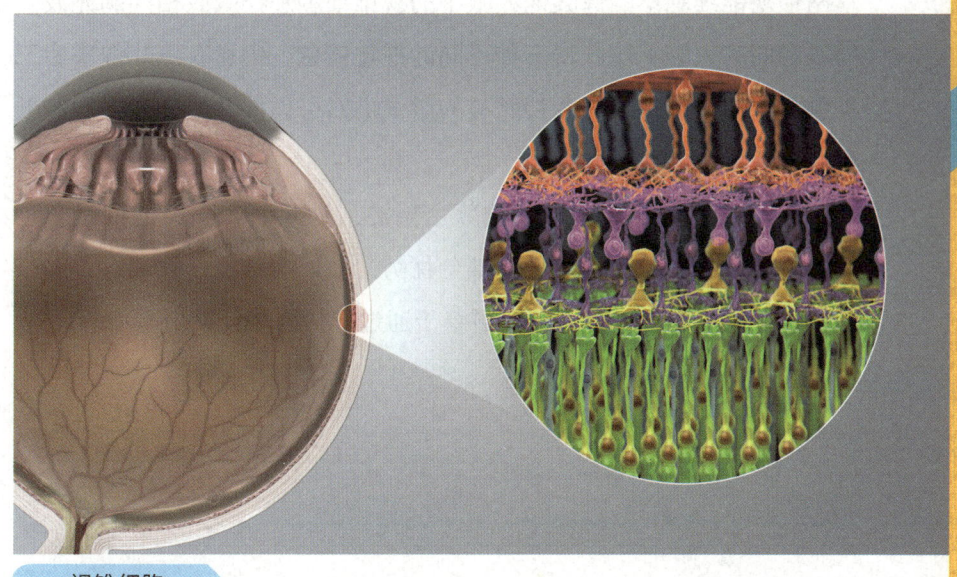

视锥细胞

视锥细胞可以帮助人们看到不同的颜色。大部分人眼中有三种视锥细胞。它们被称为长波锥细胞、中波锥细胞和短波锥细胞,因为它们吸收不同种类的光波(或光线)。视锥细胞将每种类型的光波从每个颜料斑点中反射出来的程度信号传递给大脑,大脑再将这些信息重新组合在一起。当把红色和蓝色颜料混合之后,很多长波长光和短波长光都会反射回来,但中波长光很少会反射回来。然后眼睛中的长波锥细胞和短波锥细胞被激活,并将这些信息发送给大脑。大脑将信息进行处理,就可以看到紫色了。

色盲症：先天性色觉障碍

色盲的人仍然可以看到颜色，但看到的种类没有大多数人那么多。因为他们眼睛中的视锥细胞可能有所不同。

一些色盲的人眼睛中只有两种视锥细胞，而大部分人有三种，且这两种视锥细胞不能像其他人眼中的视锥细胞那样吸收相同的光波，所以他们的大脑不能获得三种不同的视觉信息。色盲有点儿像拿走三种颜料中的一种，只有两种颜料的时候仍然可以混合出一些不同的颜色，但不会像三种那样多。

患有色盲症的人有时会把颜色搞混，为此而去嘲笑他们是一种很狭隘的行为。色盲的人也有部分优势，他们非常擅长发现远方的东西，而且他们通常比大多数人更善于通过形状来区分事物。

为什么说每个人都是独一无二的?

每个人都是独一无二的,这并不是一个哲学命题,而是生物遗传学中的"铁律",因为我们之所以成为现在的模样,是由基因决定的。

基因极其微小,但在身体中,它无处不在,并决定着人体的成长状况。它使你就是你,我就是我,不会使我们和别人混淆——即使是双胞胎,两人也有着细微的差别。

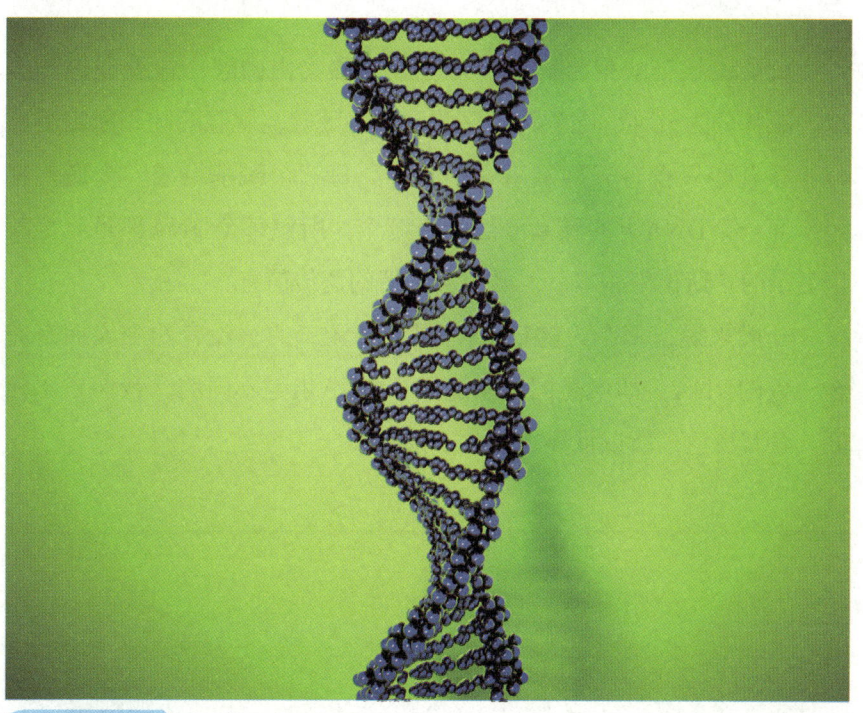

基因

我们每个人都是如此：一半的基因来自父亲，另一半来自母亲。母亲的基因通过卵细胞实现遗传，父亲的基因通过精细胞实现遗传。当卵细胞和精细胞结合时，就会得到一个改组过的组合基因。正因为如此，我们和爸爸、妈妈都有相像之处，而那些长得几乎一模一样的多胞胎，则是由同一个卵细胞发育而成的，因此基因相似度更高。

基因传递给下一代，依靠的是它的载体——DNA。DNA是脱氧核糖核酸的英文缩写，它是生物的遗传物质，存在于一切细胞中。

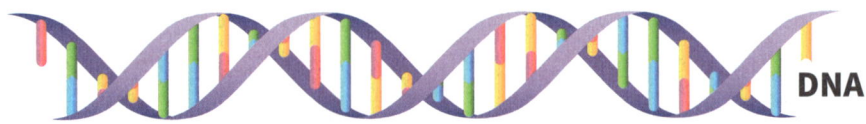

DNA 结构示意图

核酸由核苷酸聚合而成。每个核苷酸又由磷酸、核糖和碱基构成。碱基分为五种：腺嘌呤、鸟嘌呤、胞嘧啶、胸腺嘧啶和尿嘧啶。每个核苷酸只含有五种碱基中的一种。每三个碱基组成一个遗传密码，而一个DNA上的碱基多达几百万个，所以每个DNA都是一个超级复杂的"遗传密码本"，藏着数不清的遗传信息。

一般来说，每个人的DNA都是独一无二的，没有两个人拥有完全一致的DNA，即便是同卵多胞胎，DNA也是不同的。我们各不相同，各有特色，所以世界才如此丰富多彩。

1-7 人类进化之路仍在继续

人类的进化通常被认为是一种古老的现象,似乎它只发生在数百万年前的人类祖先身上。然而,进化遗传学家发现,由于基因突变和自然选择,人类的进化仍在继续。简单的进化指的是基因突变,即在DNA复制过程中基因发生的正常改变。基因突变在人类中是偶然发生的,因为父母会将携带某些特定性状的基因遗传给后代。这些基因传递可能通过自然选择而发生,优势基因的携带者能够更好地生存、适应环境以及繁殖后代。从人类依靠两只脚直立行走到鸟类张开翅膀飞行,每一种生物的适应性最终都可以追溯到自然选择——一代又一代优势基因的遗传。

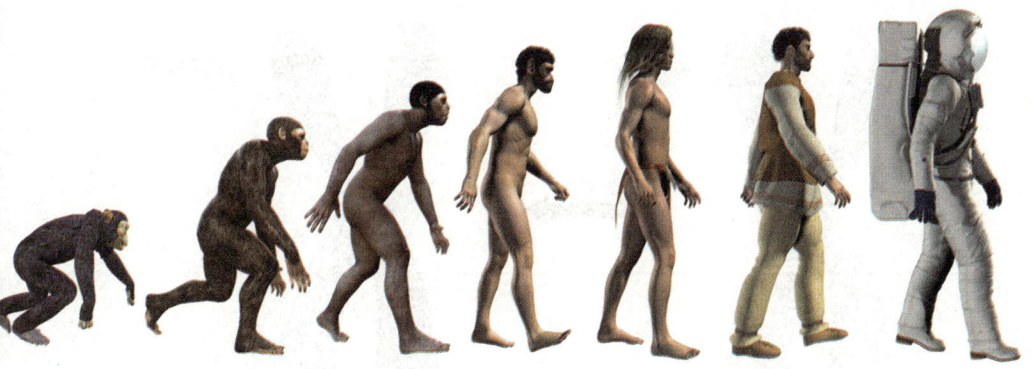

人类进化

理论上，那些携带劣势基因的个体生存时间更短，繁衍后代更少，但事实真的如此吗？例如，从前可能把视力不好视为人类的主要生存缺陷，然而，今天的科技发展使得个体可以通过戴眼镜和进行激光手术来改善视力，所以视力并未影响个体的生存和繁衍。

那么，现代人类的基因突变和自然选择是怎样的呢？来自哥伦比亚大学的进化生物学家穆斯塔法维及其同事对人类基因组的演化过程进行了大规模的遗传学研究，他们分析了21.5万人的DNA，试图查明人类基因组是如何进化的。

研究难点：人类进化周期长

进化涉及的是一代又一代生物体基因突变所产生的微小性状变化的叠加，而且进化周期跨越的时间通常是几十万年到几百万年，所以直接研究进化根本无法想象。有关人类进化的研究难度极大，因此，为了直接观察遗传选择性，科学家需要测量一整代人以及他们后代的某个基因突变频率，这将是一个巨大的样本量。

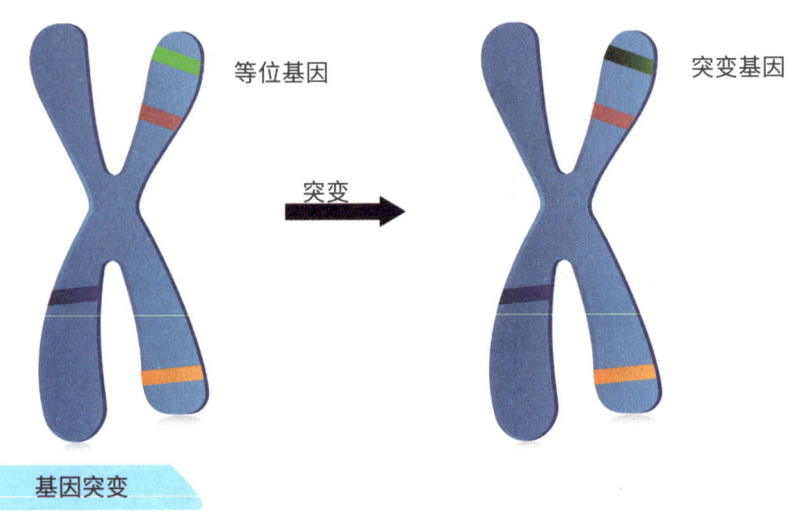

基因突变

进化生物学家在19世纪60年代指出，自然选择的属性需要大量的研究，而基因突变是否有利于生存，有益突变与性别和年龄是否相关，突变是否来源于环境，这都需要数十万人的遗传信息和家族谱系信息。

年龄组基因频率的研究

科学家研究了美国加利福尼亚州约6万人和英国生物样本库约15万人的基因突变。他们测试了其中超过800万个常见基因突变，发现随着年龄的增长，两种危及生命的基因突变变得不那么普遍。一种是与阿尔茨海默病有密切联系的基因突变，另一种与男性重度吸烟有关，该基因突变的携带者大多英年早逝。

如此大规模的研究为什么只发现了两种基因突变呢？一种可能性是，在人类有限的寿命中，其他危及生命的基因突变还没有出现。另一个有趣的可能性是自然选择的重要性，它可以防止危及生命的基因突变在群体中普遍存在。

基因突变组合危及人类生存

相关研究发现，一些基因突变组合会对人的健康产生威胁，这些基因突变与哮喘、超重、高胆固醇风险有关，而这些基因突变组合出现的频率越低，人的寿命越长。令人惊讶的是，与青春期和生育期延迟相关的基因突变在长寿人群中更流行。长寿和生育能力推迟之间的联系很早以前就被发现过，相关基因研究证据表明，人类生育和长寿之间也存在进化平衡。

穆斯塔法维及其同事的研究初衷是确定人类基因组的哪一部分正在进化。项目领导者穆斯塔法维指出，目前，此项目只是初步研究

了数百万基因组可以快速收集的内容，并结合相关的家族谱系记录，初步揭示了人类越来越长寿的原因。在未来的工作中，他们不仅要

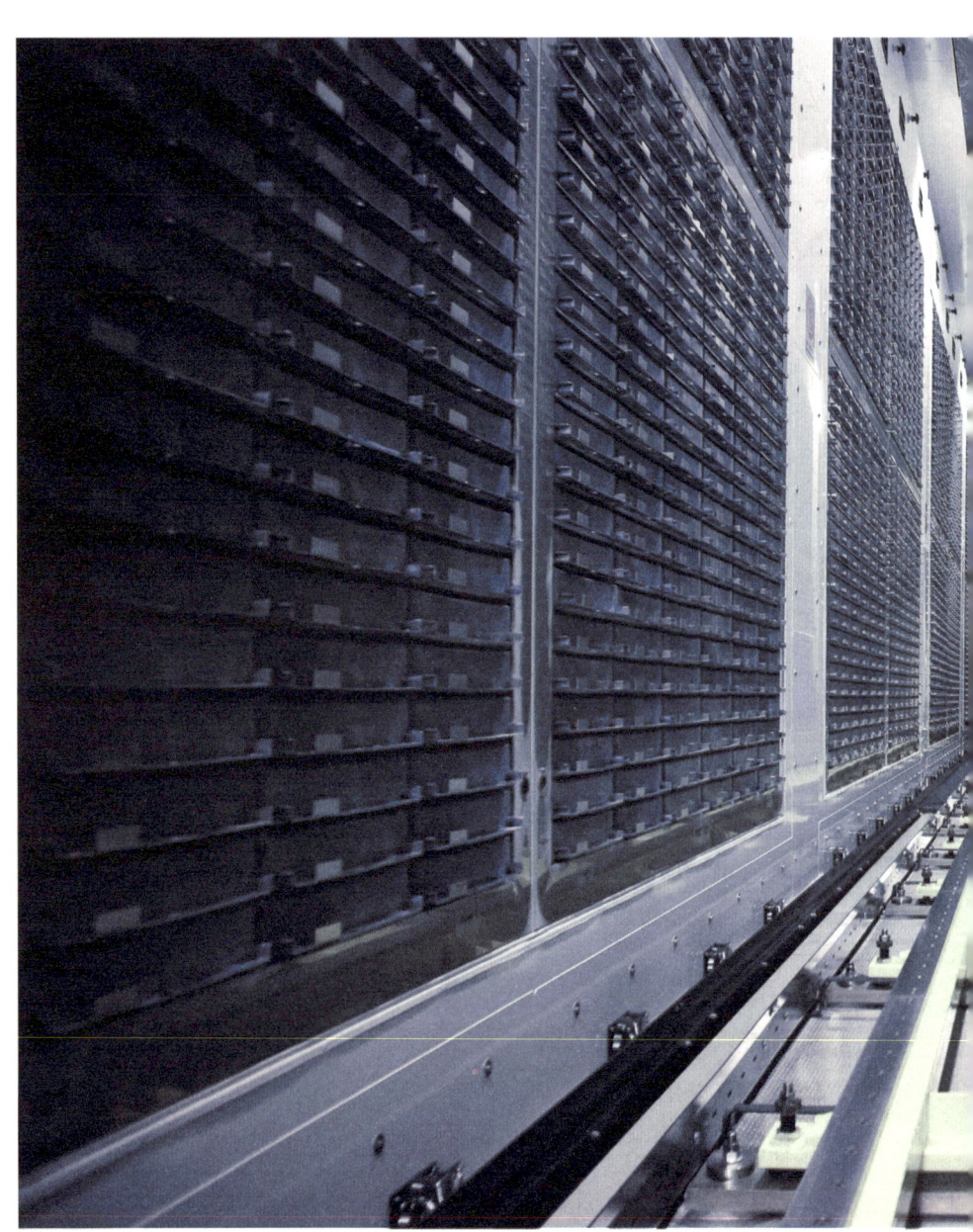

研究人类寿命，还要研究人类子孙后代的数量以及世界各地的人口和环境。

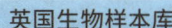
英国生物样本库

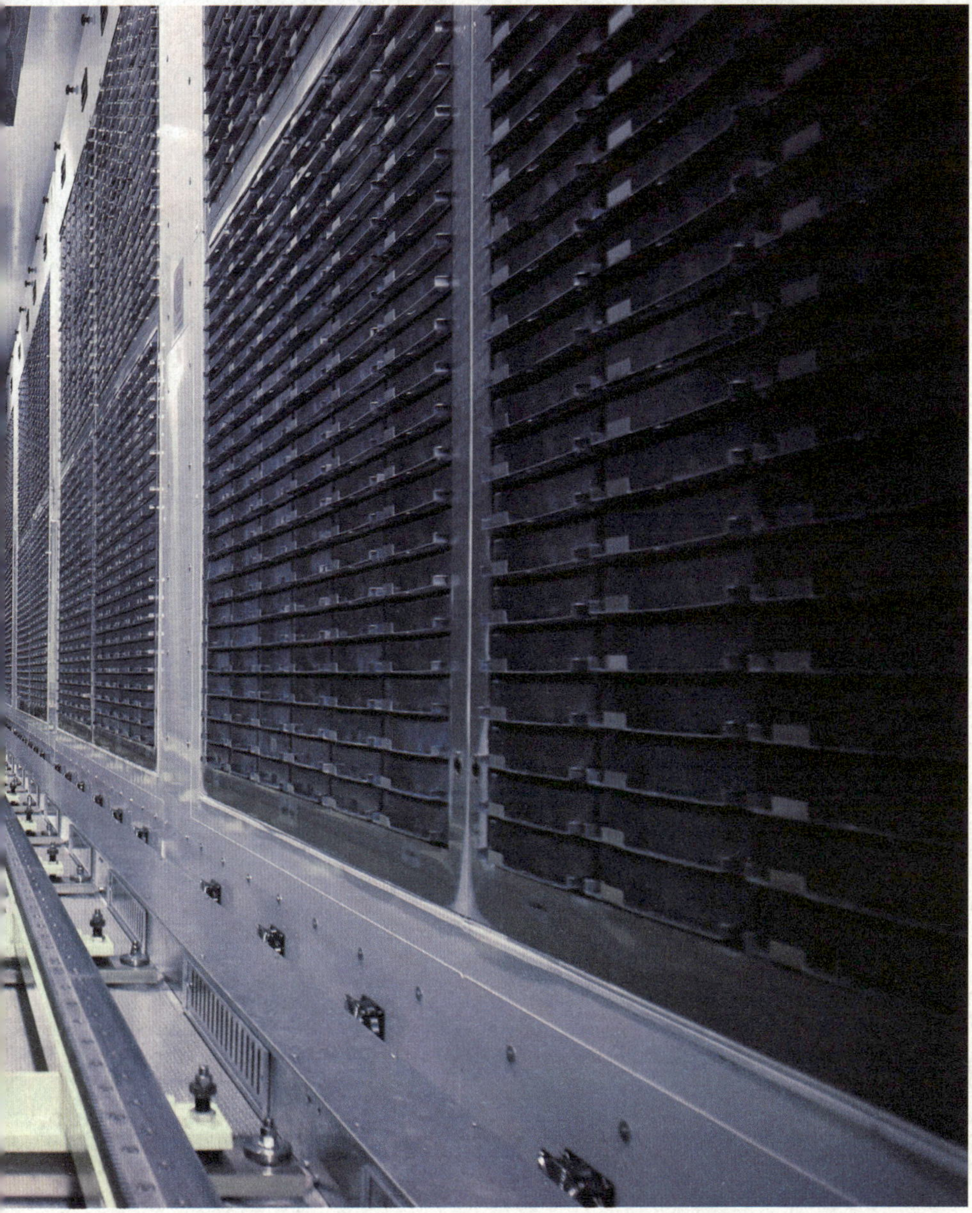

人类进化之路仍在继续

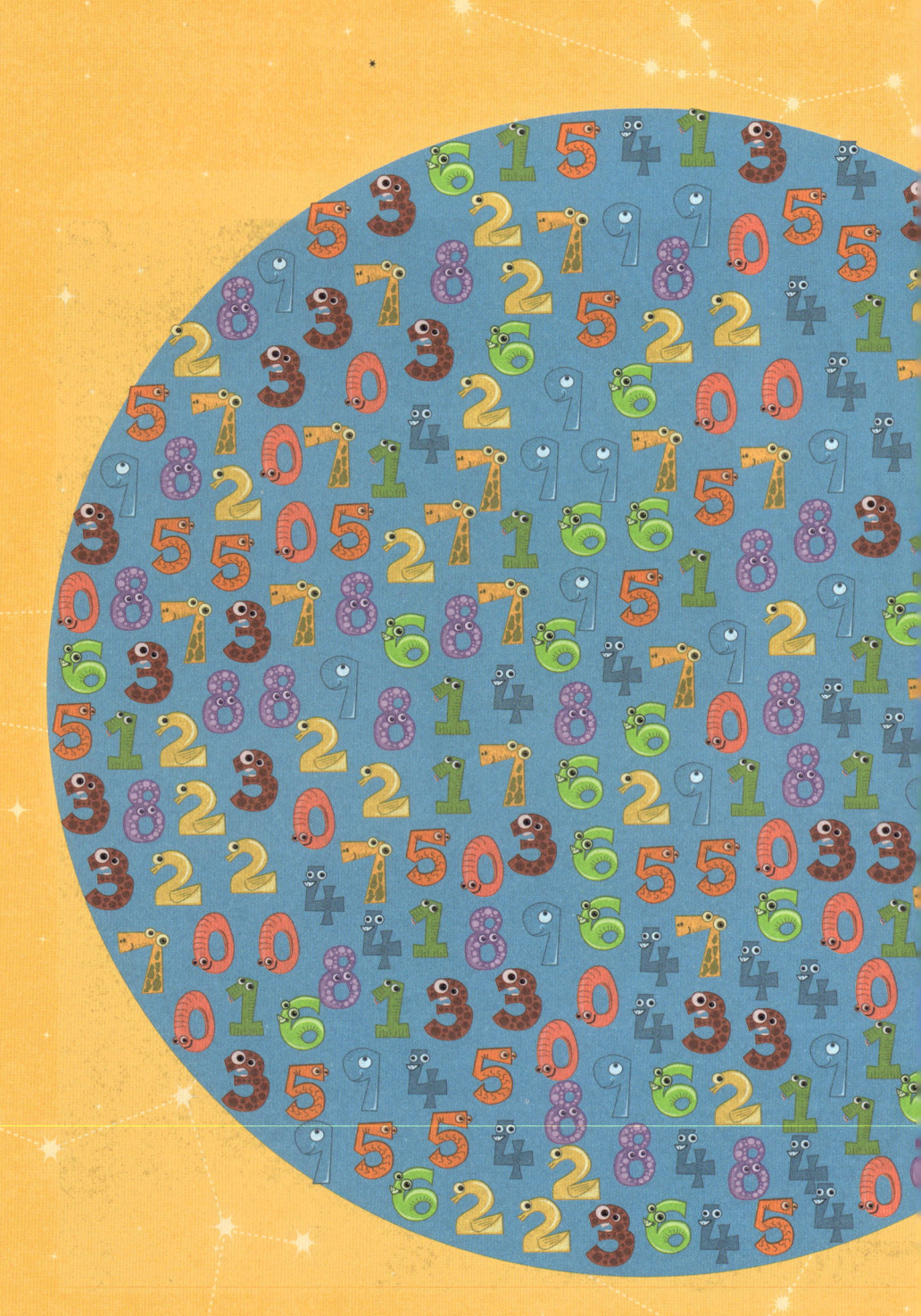

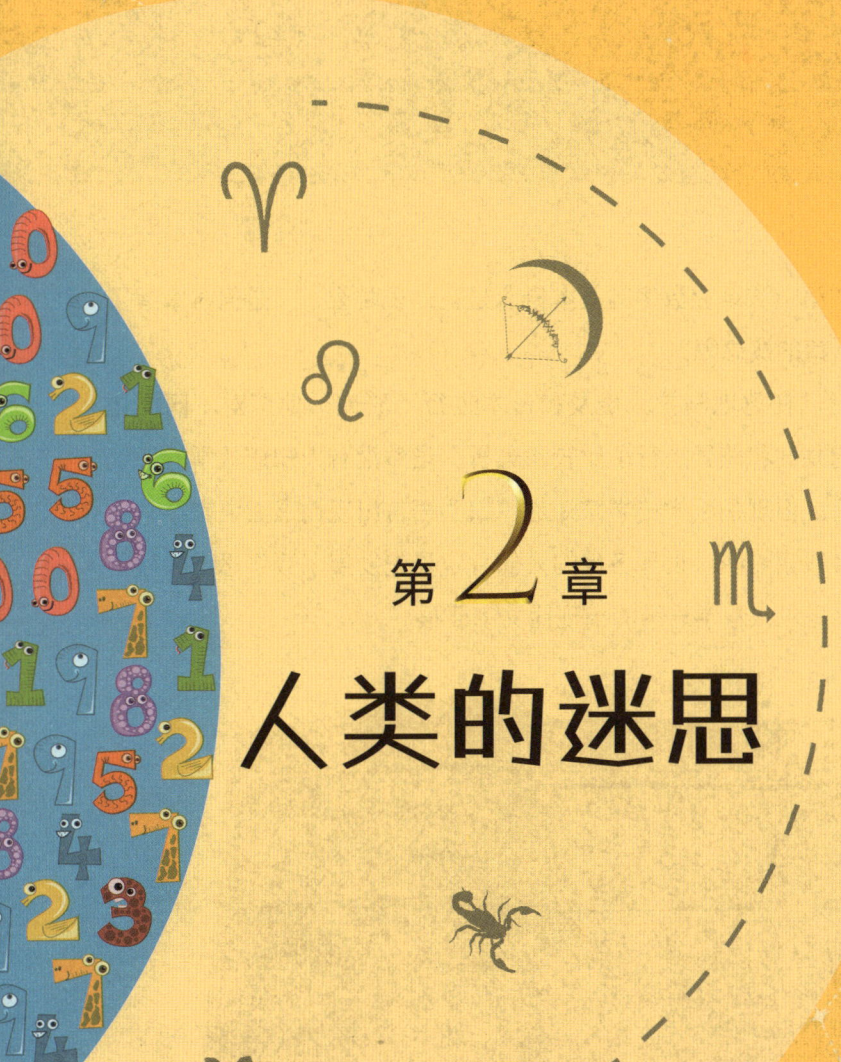

第2章
人类的迷思

2-1 人类是什么时候学会数数的?

人类第一次掌握数字的基本概念是在什么时候？又是何时掌握了尺寸、形状的概念呢？

学者们在危地马拉、埃及和日本进行了研究，他们对不同文化中数学的共性和差异进行了比较和分析。虽然没有人知道数学的确切起源时间，但现代数学史学家知道，口头语言出现比书面语言早几千年。语言线索表明，世界各地的人们肯定是先发展了数学思维，后留下了文字记录，数学思维的出现比文字要早。

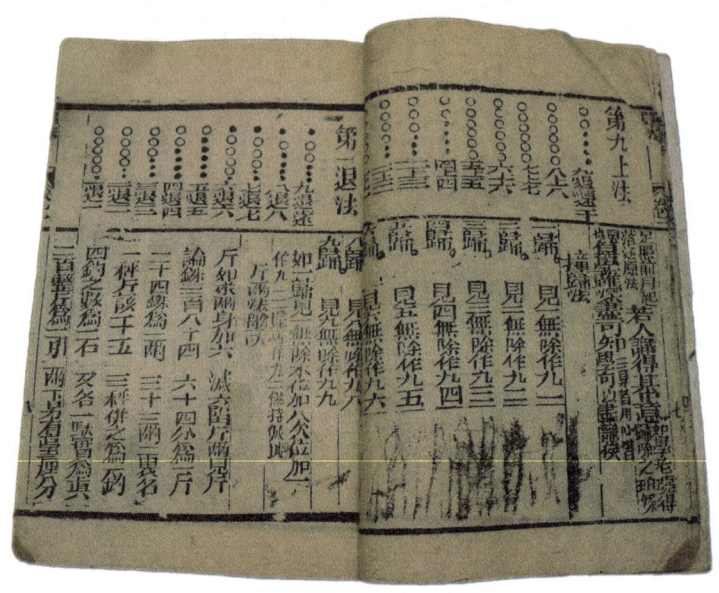

《九章算术》

早期线索

差异比相似之处更容易理解。区分多与少、男与女、高与矮肯定是非常古老的能力，但理解不同物体拥有一个共同的概念，比如绿色、圆形、兔子、鸟等，则要困难得多。

在英语中，表示"双"和"对"有很多不同的单词，比如"duo""pair"和"couple"，以及一些特别的短语。看得出，在人类拥有高度发达和丰富的语言之后，双重性的数学概念得到了很好的发展。另外，单词"two（二）"的发音可能曾经和拼写更接近，它是基于twin（双胞胎），between（在两者之间），twain（二），twilight（白天与黑夜过渡），twine（两股缠绕）和twig（一根树枝一分为二）的现代发音。

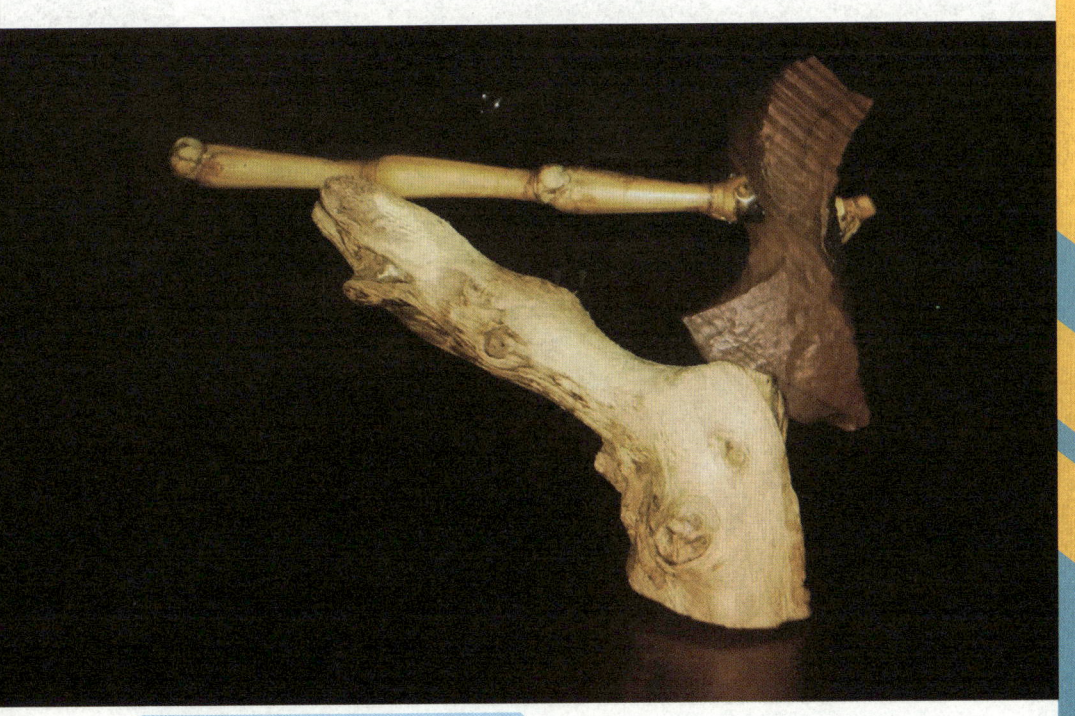

原始人用石斧在树根上计数

书面语言比口头语言的发展晚得多。许多书面语言被记录在易腐烂的媒介上,而这些媒介早已消失,但一些幸存下来的古代文物确实记载了一些复杂的数学内容。例如,世界上许多地方都发现了史前的计数棒——在动物骨头上刻下凹槽。虽然这些可能不是实际计数的证据,但它们确实表明了一些数字记录的意义:人们对凹槽和外部物品——可能是石头、水果或动物——进行过一对一的比较。

计算对象

对现代"原始"文化的研究为人类数学发展提供了另一个窗口。所谓"原始",在这里指的是缺乏书面语言或现代工具和技术的文

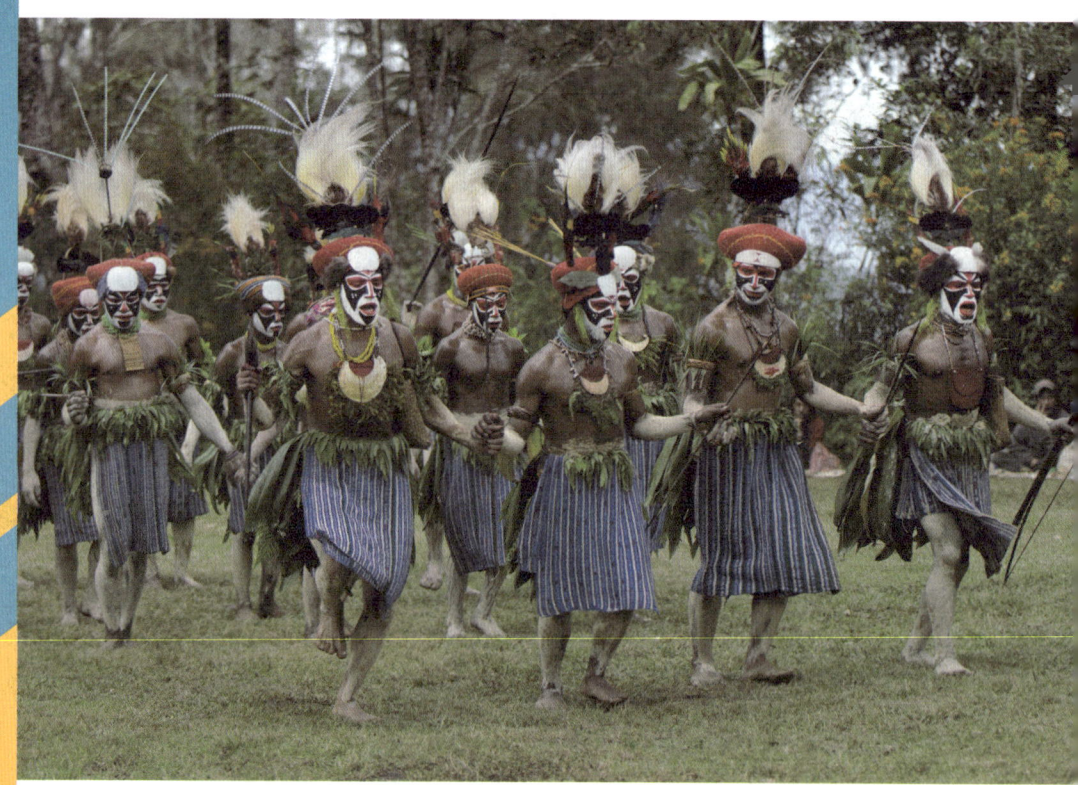

新几内亚原住民

化。许多"原始"社会的人有发达的艺术和深刻的伦理道德意识，他们生活在复杂的社会中，有着复杂的规则和期望。在这些文化中，数数通常是通过手指弯曲或指向身体的特定部位来无声地进行的。新几内亚的一个巴布亚部落通过用手指指向不同的手指和手肘、肩膀、嘴巴、鼻子等部位，能从1数到22。

大多数原始文化使用特定对象进行计数，这取决于它们所处的环境中什么东西最多。例如，阿兹特克人会数一石、二石、三石等。五条鱼就是"五石鱼"。爪哇土著部落的计数从一种谷物开始；南太平洋的尼西部落以水果为单位计数。

英语数字也可能是有特定对象的，但它们的意义早已被遗忘。"五"这个词可能与"手"有关。"11"和"12"类似于"多了1"和"多了2"的意思——超过10根手指的数目。

今天人们通常使用的十进制是从古希腊人那里继承的。然而，其他文化表现出大量的多样性。一些古代中国人，以及南非的一个部落，使用的是二进制系统。三进制在美国土著部落中很少见，但也不是闻所未闻。古巴比伦人使用六十进制。这一系统的影响今天仍然存在，如1小时有60分钟、圆周为360度。

书面数字

古代美索不达米亚人有一个非常简单的数字系统。它只使用两个符号：垂直楔形（v）表示1，水平楔形（<）表示10。所以<<vvv表示23。但是美索不达米亚人没有零的概念，不会把它当作一个数字或是一个占位符号。

古埃及人用不同的象形文字表示10的不同的指数幂。数字1是垂直的一画，就像我们现在使用的一样。但10是一个脚踵骨，100是一个卷轴，1000是一朵莲花，10,000是一根手指，100,000是一只蝌

第 2 章

人类的迷思

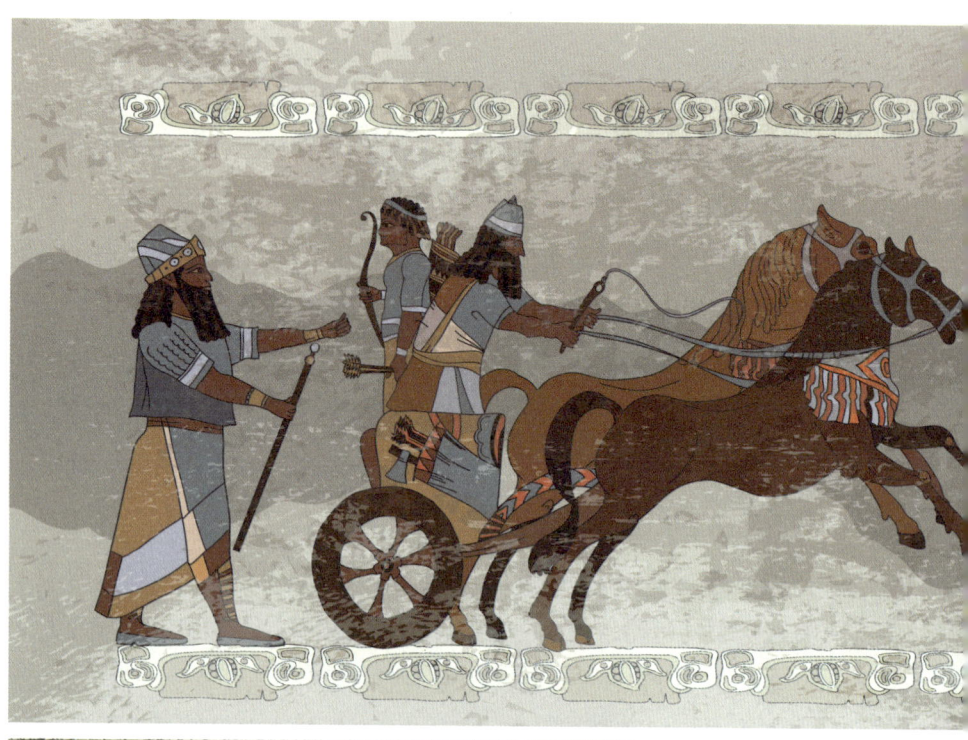

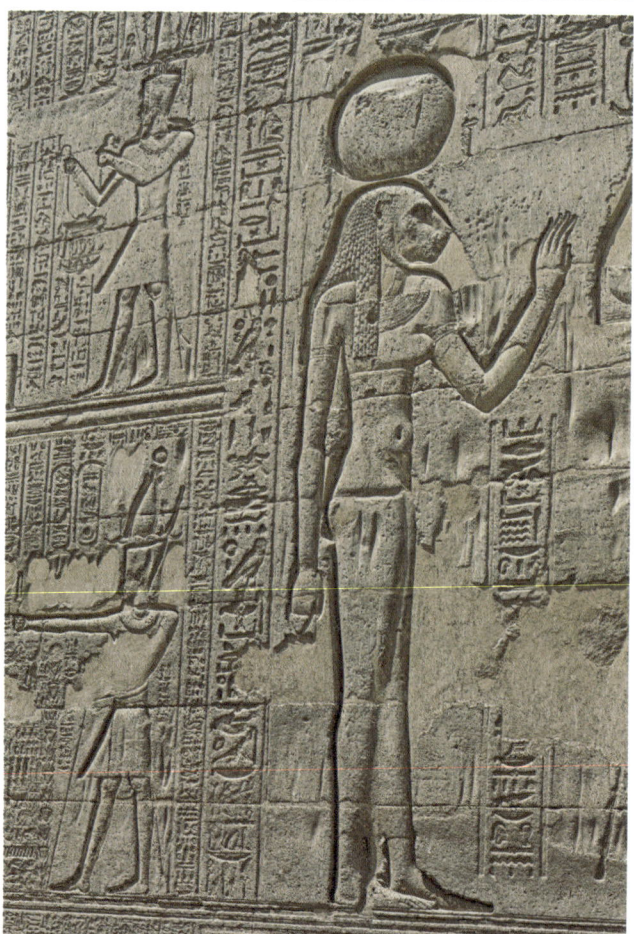

古埃及文物

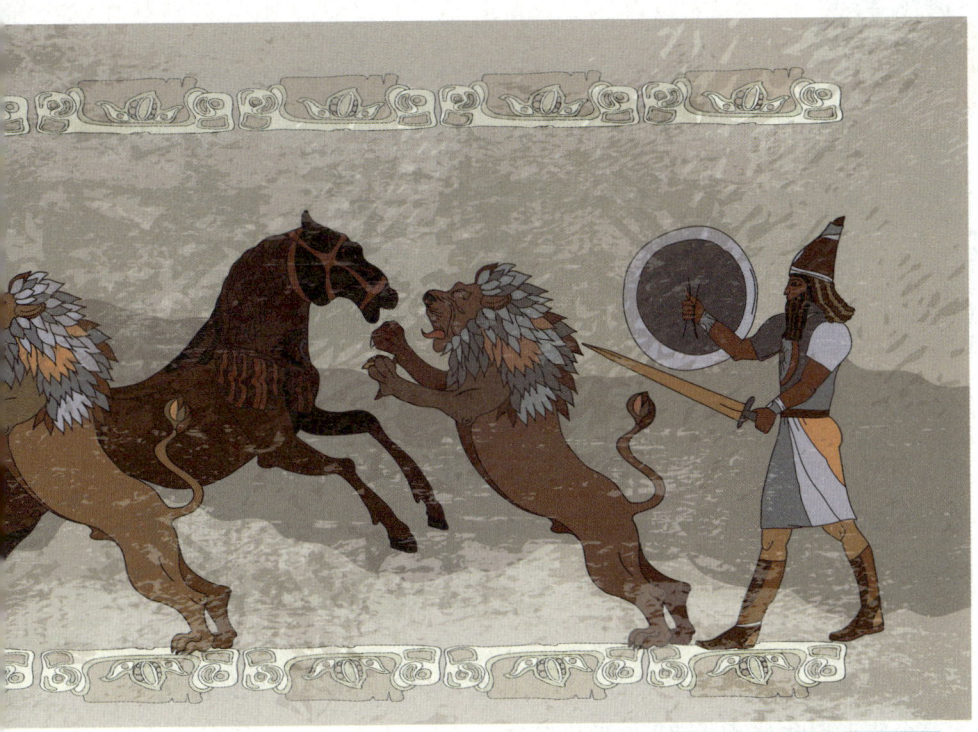

古美索不达米亚壁画

蚪，1,000,000是一位掌握宇宙的神灵。

今天，大多数人所知道的数字是在印度随着时间的推移而发展起来的，现代的乘法、除法、平方根等规则最初也是在这里诞生的。这些算法不断发展，并通过伊斯兰学者逐渐传播到西方世界。因此，现在称这些数字为印度—阿拉伯数字。

对于正在努力学习数学的学生来说，意识到从数"1,2,3"到现代数学体系的建立经历了几千年时间，是件好事。

2-1 人类是什么时候学会数数的？

2-2 出生之前，你的口味偏好就已经形成

有些人很喜欢吃香菜，而有些人却很厌恶。有的人觉得榴梿是香的，有的人却觉得奇臭无比。可能你很喜欢橄榄，而你爸爸却觉得这种食物让人恶心。为什么会这样？想知道答案，需要稍微研究一下关于进化的科学，包括化学和生物学。

人类通过舌头和鼻子中的特殊受体感知食物的味道。例如甜味受体只会鉴别甜味分子，而不会鉴别苦味。

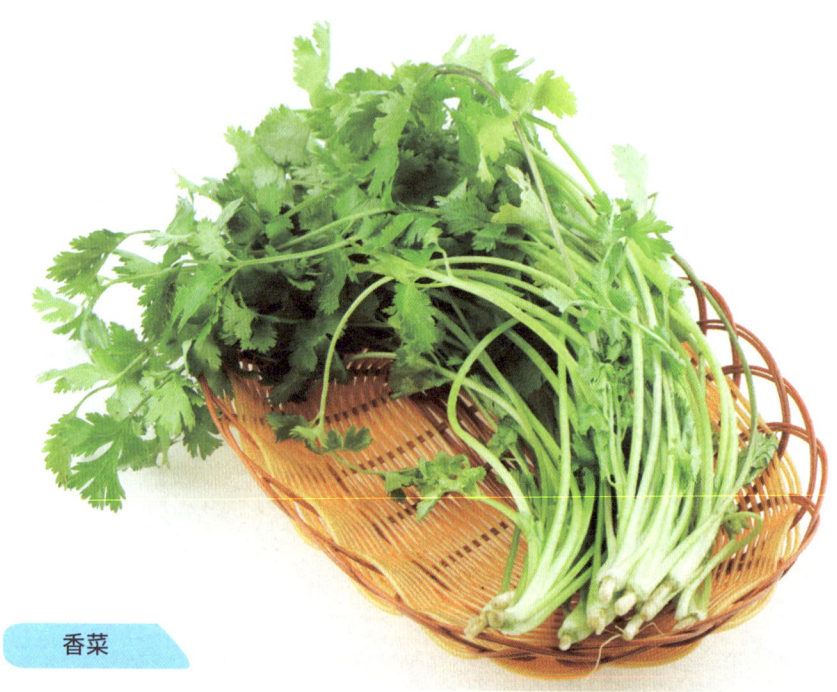

香菜

当人们吃食物的时候，大脑会将这些特有的味道（嘴巴尝到的味道）传达的信号和嗅觉（鼻子闻到的香味）信号结合起来，形成一种感受。味觉还会受到其他感知的影响，比如辣椒有烧灼感、薄荷有冰凉感等。

人类品尝味道的能力帮助人选择能提供能量和营养的食物。在某些情况下，糟糕的味道可能是一种警告信号，提醒人们放下有害的甚至有毒的食物。这就是为什么有些有毒的食物，比如一些野生蘑菇，有一股辛辣味或苦味。

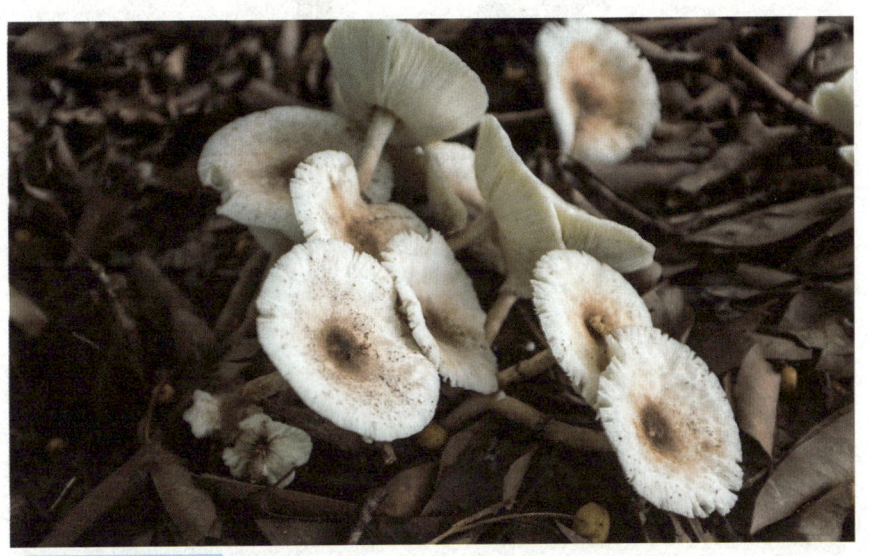

野生蘑菇

为什么你喜欢的某种食物你的朋友们却不喜欢？原因可能有很多。最主要的原因在于你们的基因序列不同。基因序列就好比一个食谱，告诉你的身体如何获取人类身体最重要的结构单元之一——蛋白质。

每个人都有不同于其他任何人的独特的基因序列。基因决定你的味觉和嗅觉，也决定着发送到你大脑中的信息，这些信息可以帮你分辨哪些食物是好的，哪些是不好的。所以，同一种食物，每个人尝到的味道都是不同的。

科学家们发现，基因的差异会影响人们对蓝纹奶酪味道的感受。具体而言，一种叫作"异戊酸"的化学物质可以帮助你的身体决定对这种特殊味道的感受。你怎么判断萝卜或西蓝花的味道，同样由基因决定。

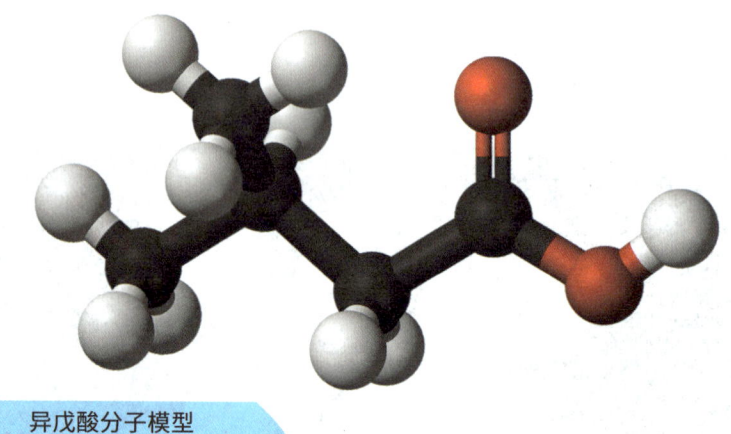

异戊酸分子模型

此外，人们对某种食物的熟悉程度以及以往是否吃过这种食物，同样会影响对这种食物的感受。如果你从小经常吃一种食物，并且你知道一次只能吃一点点，那么你更有可能认为它很好吃。

最后，你所处的环境也会影响你的选择。你在感觉不舒服或刚吃过东西时，味觉会发生变化，你可能突然不想吃辣的或油腻的食物了。

在人的一生中，对食物的喜恶会发生变化

出生之前，你的口味偏好就已经形成。当你在母亲的子宫中生长的时候，你的母亲所吃食物的味道会传递给你。这种"初次体验"影响着你童年时代的食物选择。但是你对食物的喜恶并不是不变的。随

着年龄的增长，人们的味觉也会发生变化。

人们可以通过不断的尝试，逐渐喜欢本来厌恶的食物。如果人们在吃某种食物的时候遇到不好的事情，可能以后都会讨厌这种食物。比如，如果一颗坏鸡蛋让食用者感到恶心，那么即使这个人以前喜欢吃鸡蛋，他以后可能都不会再吃鸡蛋了。

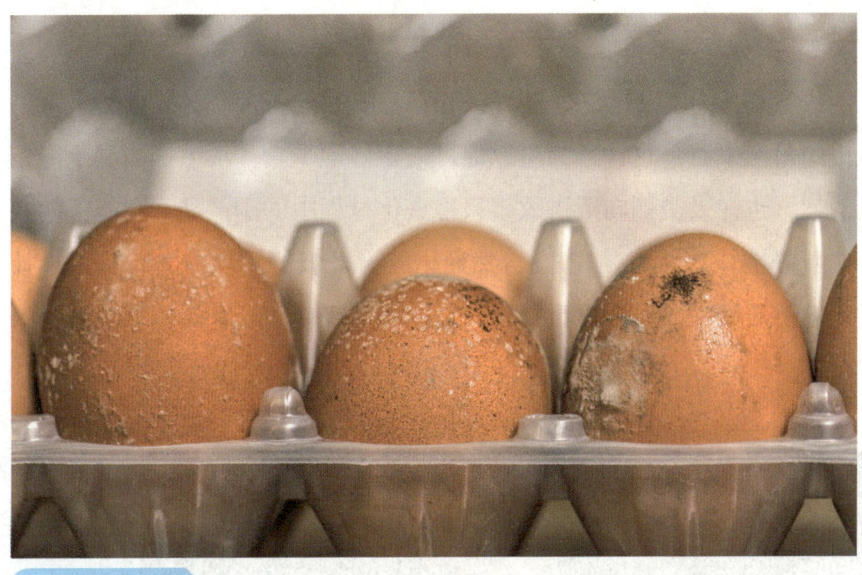

坏鸡蛋

2-3 人们为什么要讲故事?

我们为什么愿意花费大量的时间来聆听和讲故事?显然,从进化的角度来看,这种行为可以促进人更好地觅食、再生产或减少能量消耗。也许人类倾向于讲故事只是进化过程中的副产品,它能帮助我们更好地认知世界。在《自然通讯》上发表的一项有关狩猎采集社会的新研究中,研究人员提出:讲故事可以作为一种传播知识的有效机制。

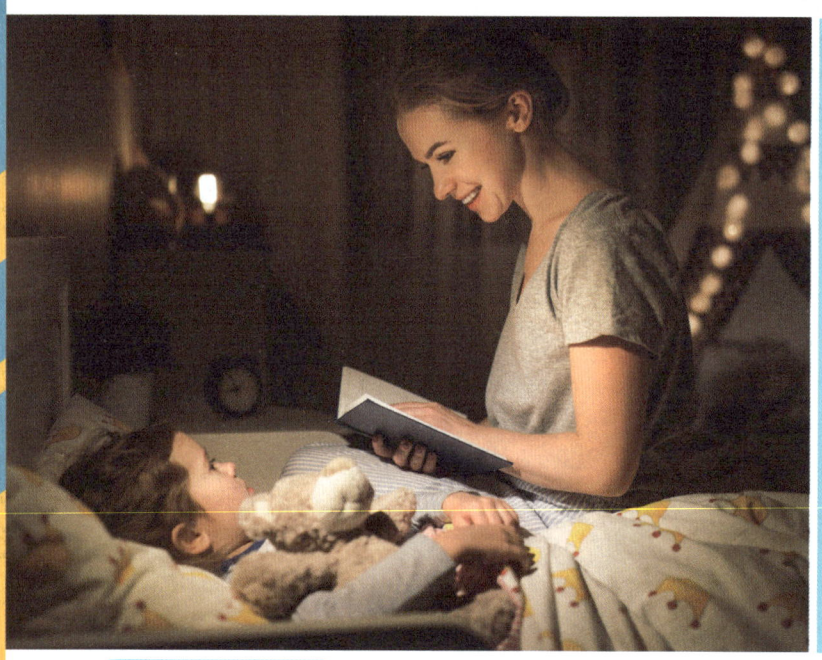

睡前故事

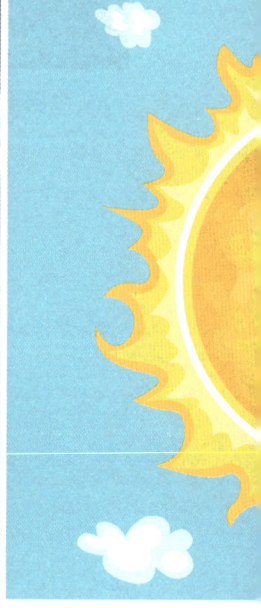

经常被谈论的知识类型是"元知识"(最根本的知识)。实际上,这是任何类型的社会运转都必需的条件。例如,人们不仅要知道自己在开车时应该靠右行驶还是靠左行驶,也要确定其他人是否也知道这个规则。通过故事可以确保团队中的所有成员都知道并遵守特定社会中的"游戏规则"。

研究人员提出,狩猎采集者讲的故事可能在他们的社会中扮演着非常神圣的角色。

道德故事

研究人员在菲律宾的一个狩猎采集社会收集了4个故事。每个故事都在讲述如何应对社会环境,从而调节人们的社会行为。

故事《月亮和太阳》明确地传达了性别平等与相互协作的交际准

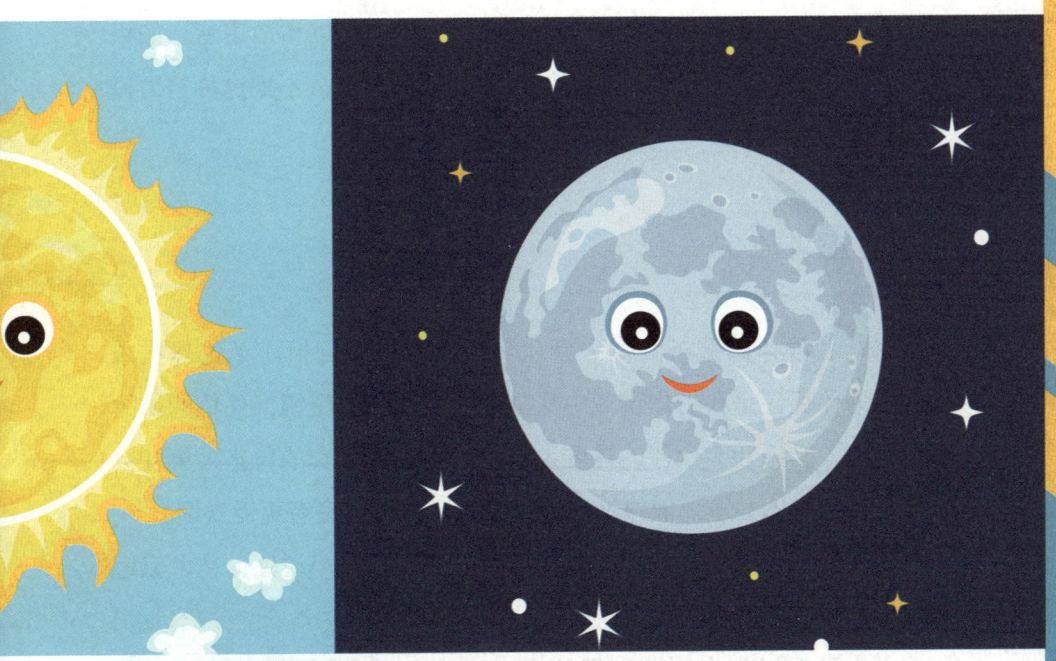

故事《月亮和太阳》

则。太阳（男性）和月亮（女性）因为照亮天空的问题发生争执。战斗结束后，月亮证明了自己和太阳一样强大。它们协商共同来承担责任，一方负责照亮白天，另一方负责点亮夜空。

研究人员还在东南亚和非洲的其他狩猎采集社会找到了类似主题的故事。在89个故事里，大约70%涉及社会行为，包括分享食物、婚姻、狩猎以及姻亲或群体成员的互动。故事中，通过奖励遵守规范者或惩罚破坏规则者，宣传了道德准则。

研究人员进一步探讨了讲故事是否能促进合作。研究人员要求来自18个独立群体的将近300名狩猎采集社会居民说出自己心中最好的讲故事者。为了评估合作水平，还要求每个人玩一个简单的资源分配游戏，每个游戏参与者都会获得一定数量的代币（代表大米），然后要求他们在自己和队友之间分配这些代币。

总体来说，有更多熟练讲故事人的群体的合作水平更高。这表明，讲故事可能会产生一个有益的群体性功能，但这并不能解释为什么个人会投入如此多的时间和精力来成为一个熟练的讲故事者。如果成为一个讲故事者对自己没有好处，那么他们为什么不把这种努力投入到其他活动中呢？

年长者在讲故事

对社会群体的服务，似乎会让讲故事者得到回报。无论是在未来被选为伴侣还是在合作游戏中从其他人那里获取资源，熟练的讲故事者是他人选择社会伙伴的首要人选。尽管在菲律宾的狩猎采集社会中，食物由群体共享，但熟练的讲故事者比熟练觅食者更受欢迎。

即使在现代社会，熟练的讲故事者——无论是小说家、艺术家还是演员，都具有很高的社会地位。

人类已经发展出创造和相信故事的能力。故事可以将人引入超

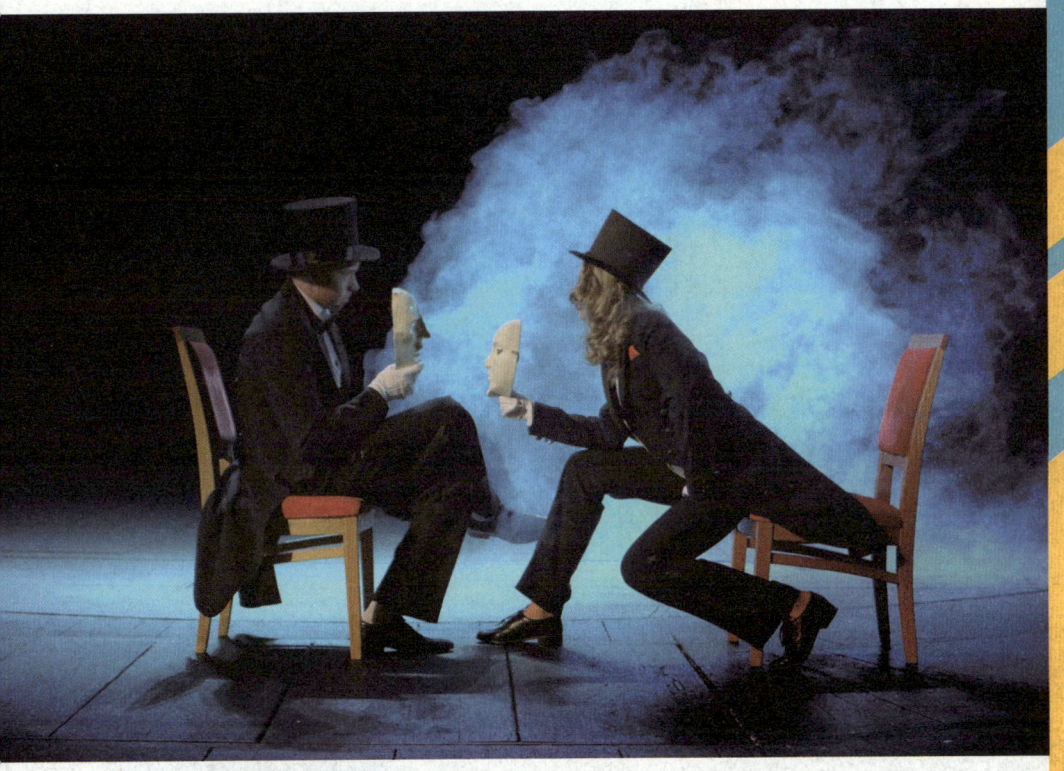

舞台剧演员

人们为什么要讲故事？

越日常经验的情境，从而使人超越当下。故事可能会增加人的共情能力，即深入他人主观世界，了解他人感受的能力；故事还能帮助人理解他人所处的情境并推断他人如何对这一情境进行反应。

故事中包括道德、宗教、民族、国家等意识，这些是当今社会的重要组成部分。故事的作用是帮助个人融入一个紧密团结、相互合作的社区。试想，所有的一切从篝火边的一个简单故事开始是多么有趣。

2-4 星座能决定人的性格与命运吗？

"这次水星逆行对射手座的影响很大，怪不得我做什么都不顺利！"如果你的同学对你这样抱怨，那么他真该多了解些天文学知识，因为在国际天文学会公认的88个星座之中，根本就没有射手座。

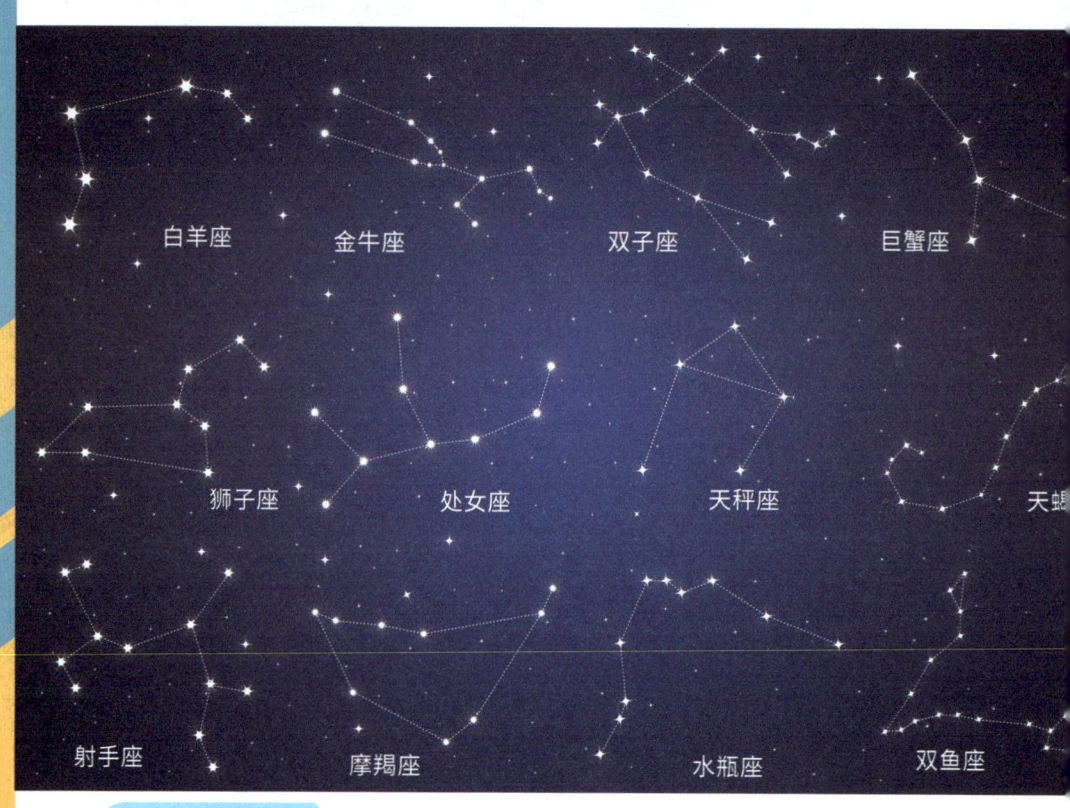

十二星座

"水星逆行"也不是水星向后运行,而是当地球和水星沿各自轨道运行到某些位置时,从地球上仰望,水星"看起来"倒退了。

如果连星座名称和行星运行的科学原理都没弄清楚,那么这套"占星理论"还能站得住脚吗?答案当然是否定的。不过,占星学也不是毫无意义,它和现代天文学有着千丝万缕的联系。

早在几千年前,古巴比伦人、古埃及人、古代中国人在观察夜空里的星星时,就已经发现了很多规律。只不过,那时候人们并不知道"地球绕太阳公转"这样的事实,而是以地球为固定点进行观测、思考。所以,尽管他们发现了不少天体运行的秘密,可是因为受到世界观和观测工具的限制,很多论述都难以避免地出现了错误和偏差。

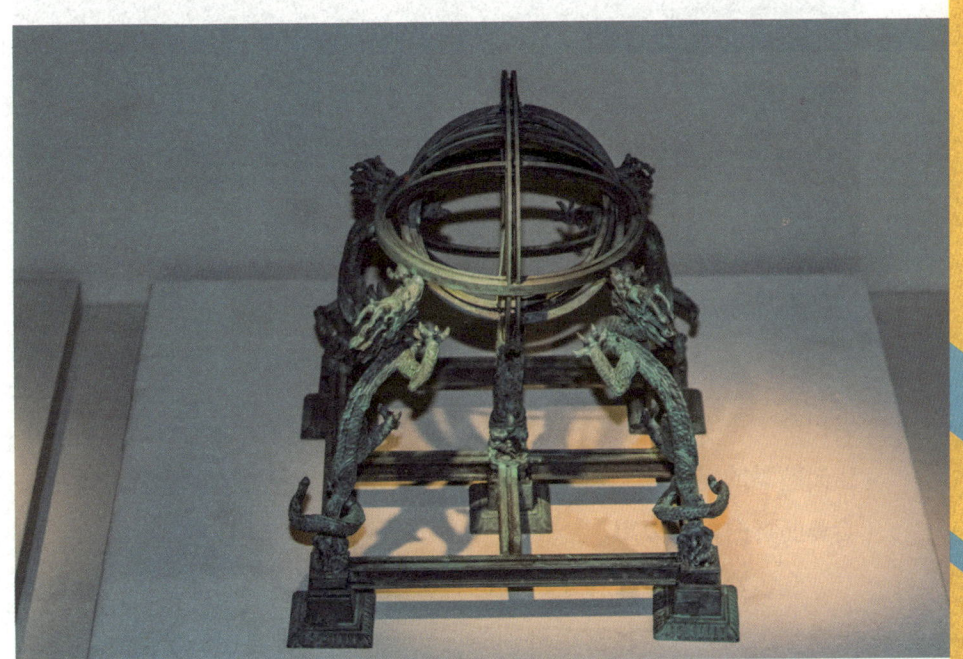

浑天仪

不过,从天文学出发,古人倒是凭借着想象力创造出了很多神话故事。比如我们熟悉的"牛郎织女鹊桥相会",描述的其实就是织女

第 2 章

人类的迷思

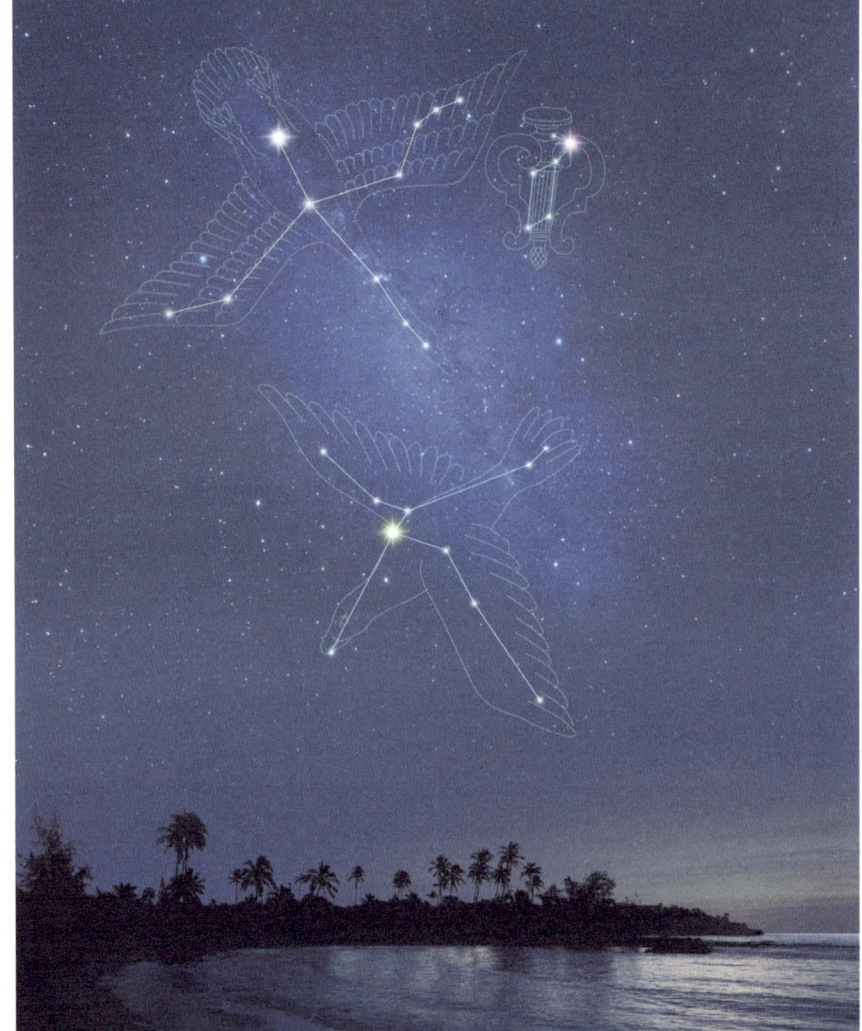

天琴座 α 和天鹰座 α

星和牵牛星（现代天文学分别称为天琴座α和天鹰座α）的运行轨迹。我们熟悉的猎户座、白羊座、英仙座，它们好听的名字背后，也都有凄美曲折的神话故事。

在占星学中，天体运行中的种种数字关系浪漫而神圣，但在科学家看来，人类只是根据观测到的天文规律来安排自己的生活。如古埃及人发现，天狼星运行到某一位置时，尼罗河便会发生洪水。这其实是天体引发的潮汐，但在古埃及人看来，天狼星的运行直接影响着尼罗河两岸的收成，因此他们根据天狼星的位置来安排农事活动，并且渐渐衍生出了对天狼星的崇拜。

048

助人为何乐？

每个人都无法拒绝他人真诚和善意的帮助，也会在帮助他人的时候心中涌起美好和温暖。这种善意也许是无私的行为，是内心深处的爱激发出来的；也许它只是人们为赢得别人好感使用的手段。

善意使人感到快乐的原因是什么呢？其中牵涉很多不同的机制。至于人们感到快乐的程度，可能就取决于个人性格了。

研究结果显示，帮助他人的行为能使人发自内心地快乐。做出慷慨的决定或者与他人合作会激发大脑的某个区域，这一区域被称

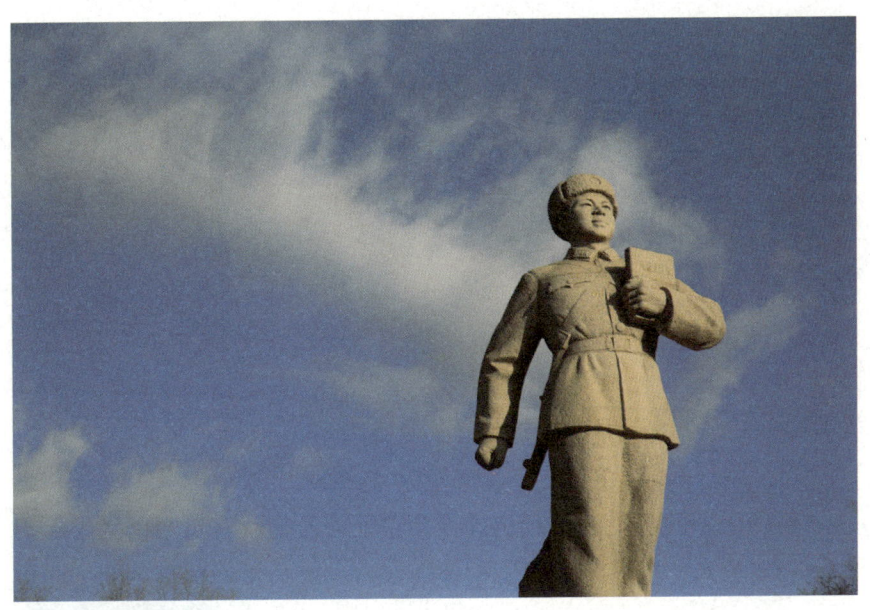

雷锋雕像

为"纹状体"。助人的行为会使人感觉良好，它被定义为"温情效应"。这是专家提出的术语，即由利他行为所产生的良好的感觉或者满足感。研究者观察到的"纹状体"的活动很可能构成了这种美好感觉的生物学基础。

微笑会传染

对他人表现出善意，对方可能会还之微笑。如果你恰巧也看到了笑容，你会很开心。一项重要的神经科学研究发现了我们理解他人的过程：我们在看到他人表现出一种情绪后，会自动激活自身大脑相同的区域，就好像我们也经历了这种情绪一样。成语"感同身受"说的就是这个情形。

你有没有在随人傻笑后自问：我刚刚在笑什么？其实有很多时候，只是因为别人在笑，你也跟着笑。

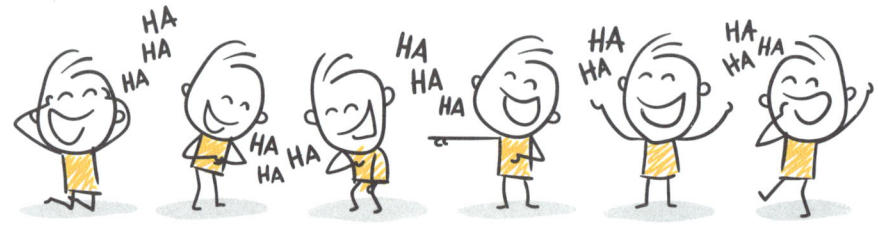

微笑会传染

同快乐，亦同悲伤

对快乐感同身受的机制也同样会在他人悲伤或有负面情绪时起作用，尤其是我们的挚友或家人情绪低落时，我们也会情绪不振。如果你可以使一个沮丧的人心情好些，你自己也会感觉更好，因为我们体会到别人的痛苦，还使这件事情得到了改善或修正。这种善意不但会对我们亲近的人发挥显著的作用，也会在更大的范围内发挥效用。

与世界暖心拥抱

与人为善会在社交中为你带来更多可能性。无论是馈赠一份精心准备的礼物，或只是请人喝一杯咖啡，都能加深友谊，这件事情本身也能提升个人的情绪。

参与志愿活动也为人们建立了新的圈子，不但能结识同道中人，还能与你帮助的人建立关系。

多数人都会自我定位为善良的人，所以善良的行为更有助于建

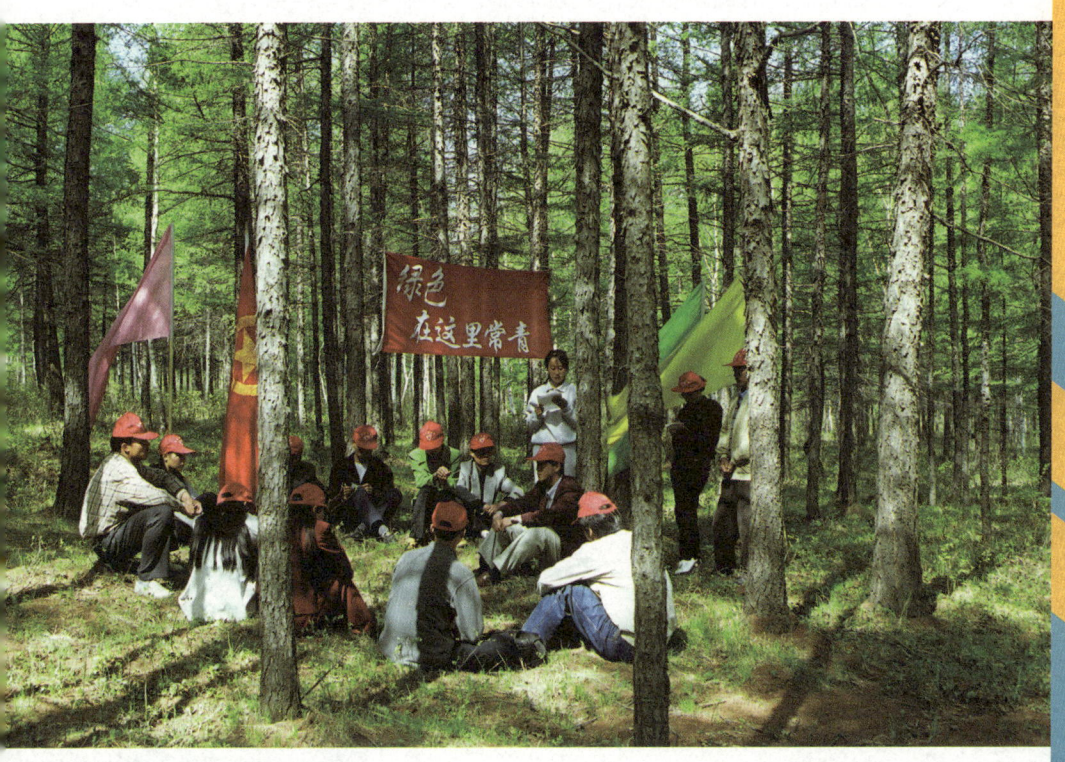

青年志愿者

立积极的身份，而使自己感到自豪。在一项新的研究中，初中一年级的少年都会认识到，乐于助人能使他们感到"自己成为更好的人、人格更健全"，幸福的感觉因此而生。如果善良的行为与我们性格其他方面也能联系起来，会有更深的影响。比如，喜爱动物的人救下一只鸟，热爱艺术的人为艺术馆捐赠藏品。研究显示，一个人对其志愿加入的组织认同感越深，就越能感到愉悦和满足。

研究人员对善良的品质进行心理学分析，发现其中一个动机可能是互助心理，即回馈帮助。某个人因为记得你曾施以援手，未来便更可能帮你一把。团体里的一个成员做出友善的行为，可能使得整个团体变得更好，大家的精神得到鼓舞。

我们的故事到这里还没有完结。乐于助人会让你心情愉悦，研究人员还发现，心情愉悦会使你更加善良。这样一种双向互动的关系真是相当奇妙，不断地施与，也会不断地获得。

"灵魂出窍"是怎么回事?

如果一个疯疯癫癫的人说,他"见鬼了",你可能会不以为然,那么一位精神正常的人非常认真地说,他"见鬼了",你会不会半信半疑呢?

早在2007年8月,美国《科学》杂志就发表了关于人类自我幻觉的研究论文,并用科学的方法证明了这些所谓"灵异事件"并非超自然现象或特异功能。

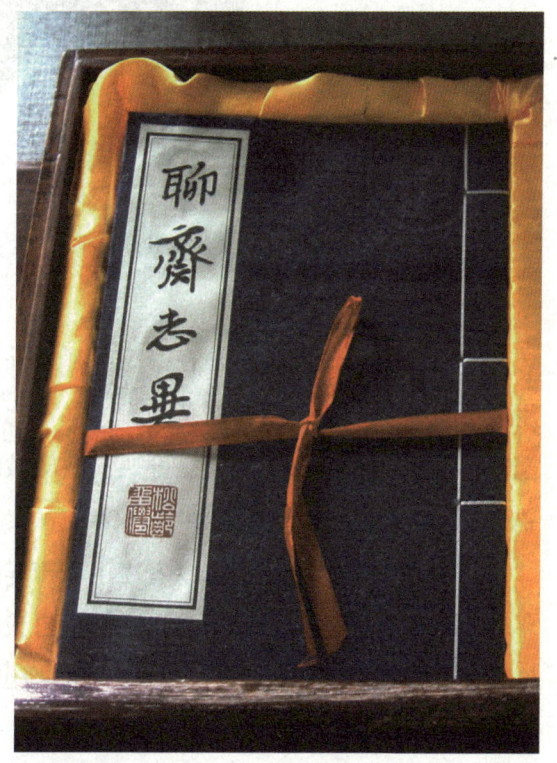

《聊斋志异》

《科学》杂志介绍了瑞典卡罗林斯卡研究所的认知神经学教授亨利克·埃尔逊和其研究小组发明的一种"能看到自己后背的眼罩"。研究人员在志愿者身后两米处架设了两个摄像头，摄像头通过数据线与眼罩相连，志愿者戴上眼罩后，就能通过眼罩中的微型显示器看到自己的后背，这就形成了视觉错位。

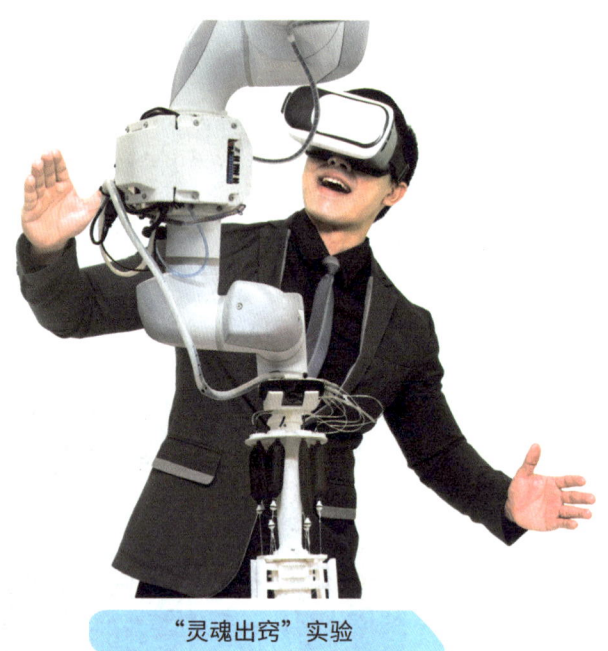

"灵魂出窍"实验

然后，一位研究人员站在摄像头视野外，两手各拿一根塑料棒，用其中一根塑料棒去戳志愿者的胸口（不让志愿者看到），用另一根塑料棒同步或者不同步地在摄像头前做出戳的动作，这便产生了触觉错位。

视觉和触觉的错位使志愿者产生了奇异的体验，他们的大脑在解释感官信息时无法判断哪个感觉是属于自我的、真实的，好像有另一个"我"在看着、感受着自己。这样就模拟出了"灵魂出窍"的现象。

科学家为什么要研究"灵魂出窍"这一现象呢？其实，神经再生和修复技术、人工智能还有虚拟现实，都是"灵魂出窍"在我们生活中的应用。也就是说，大脑所接收的感官信息和其他信息一样，都是外界的客观信息，关键在于我们的大脑如何处理和运用它们。这是"灵魂出窍"的原因，也是科学家正在努力研究的重点。

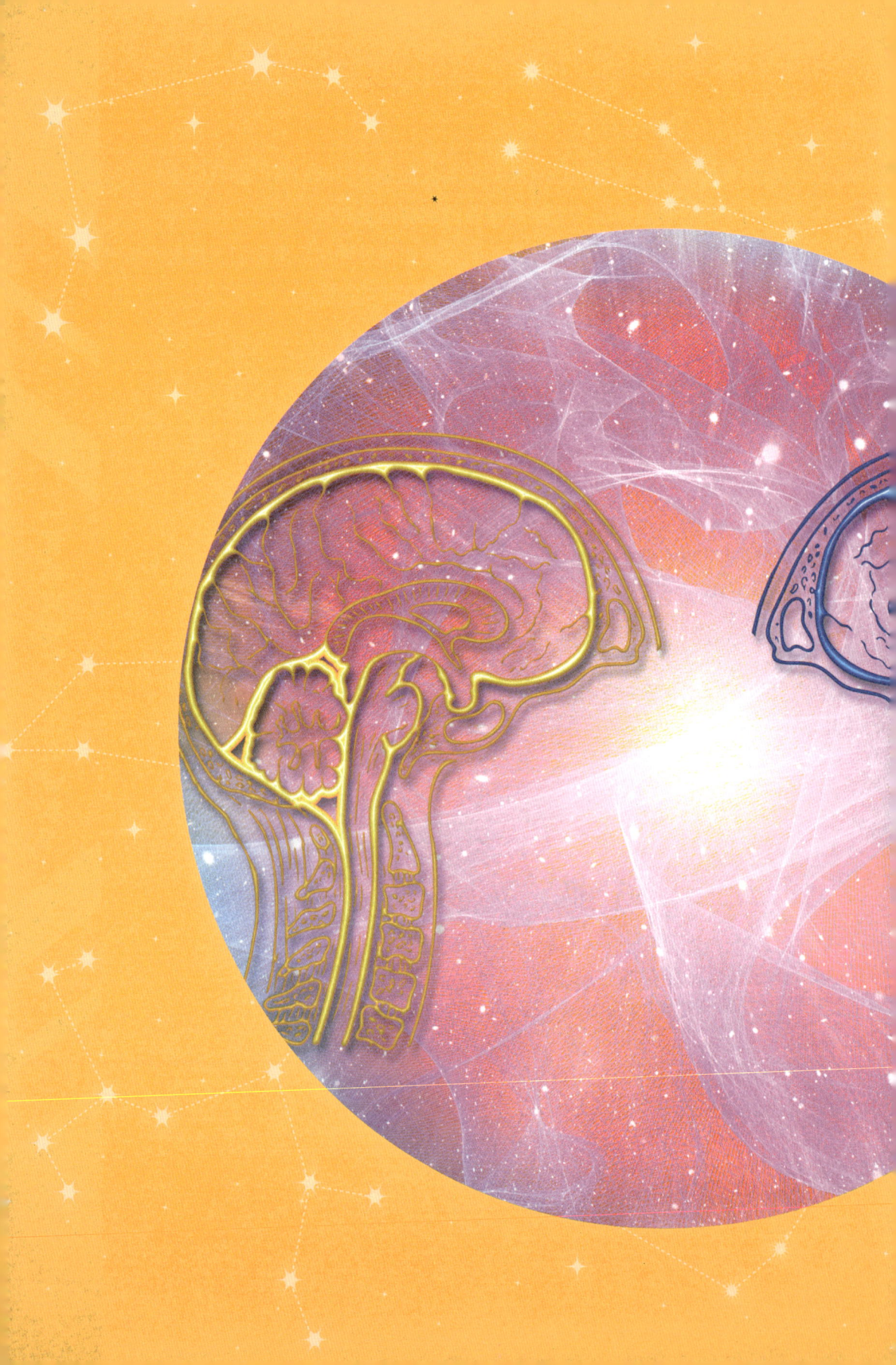

第 3 章
认识我自己

第3章

3-1 你是"百灵鸟"还是"夜猫子"?

认识我自己

你是"百灵鸟"(早起型的人),还是"夜猫子"(熬夜型的人)?每个人对睡眠模式的偏好在一定程度上是由基因决定的。英国专家在一项基因研究中有了新发现。研究人员对70万人进行了分析,并在影响生理时钟的基因以及睡眠习惯对大脑和身体健康的影响方面都有了新的发现。

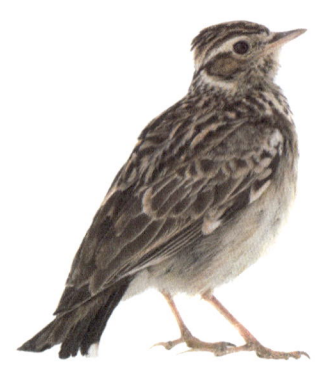

百灵鸟

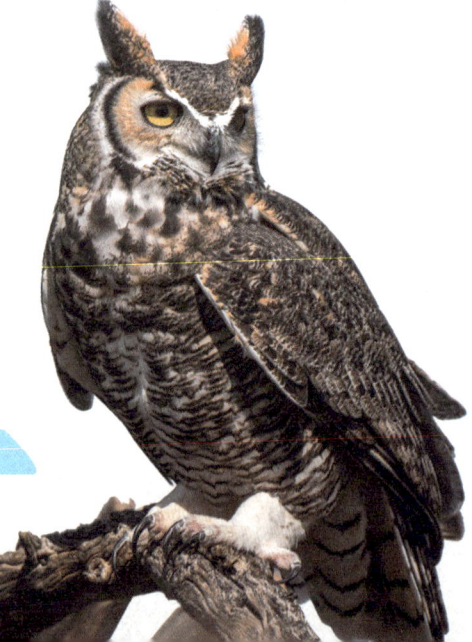

猫头鹰

人们不同的睡眠习惯可以通过睡眠类型的钟形曲线呈现出来，而早睡早起者和晚睡晚起者分别位于两端。影响人们睡眠类型的因素有环境因素，比如说季节、纬度、是否居住在市区等；还有性别因素，如男性比女性更有可能当夜猫子。此外，人年龄渐长，会逐渐地早睡早起。有研究表明，睡眠类型有20%~50%的概率是从一出生就确定了，也就是由基因决定的。

2016年，研究人员基于"23andMe"25万人的数据和英国"Biobank"25万人的数据，对人群的基因进行分析，并得出相应的睡眠类型——百灵鸟型或者猫头鹰型。研究者发现了351种可以决定人类睡眠类型的基因变异，而在此之前，只有24种变异被证明与睡眠类型有关。研究也发现，"夜猫子"患肥胖症、抑郁，甚至Ⅱ型糖尿病的概率更高。

影响生物钟的基因

人类的生物钟不仅仅起到时钟的作用，还充当了内部调度器。它会提示身体何时该活跃，何时感到饥饿，何时释放关键的激素。当然，生物钟最重要的作用莫过于提醒人类何时感到疲累，何时该卧床休息了。

在新发现的基因变异中，有的发生在修正生物钟的基因内部或者其附近。这意味着"百灵鸟"和"夜猫子"之间的一些区别可归因于生物钟自身的细微差异。这个结论也可以解释先前的研究发现——"夜猫子"的生物钟比"百灵鸟"的走得偏慢。

对人类来说，生物钟的时长要比一天24小时稍长一点儿。要想生物钟与昼夜循环的节奏保持一致，需通过人体来接收环境的提示，才能使生物钟每天都保持着校准状态。

另外，有部分基因变异对视网膜的影响很大。视网膜在眼睛中负责把眼球聚焦的光线转化为信号，传递给大脑。在一项实验中，研究人员探究了夜间灯光对人类的影响，他们发现"夜猫子"的生物钟要迟于"百灵鸟"。这就表示"夜猫子"的视网膜探测和传输光线的能力更弱，导致生物钟更不易校准。

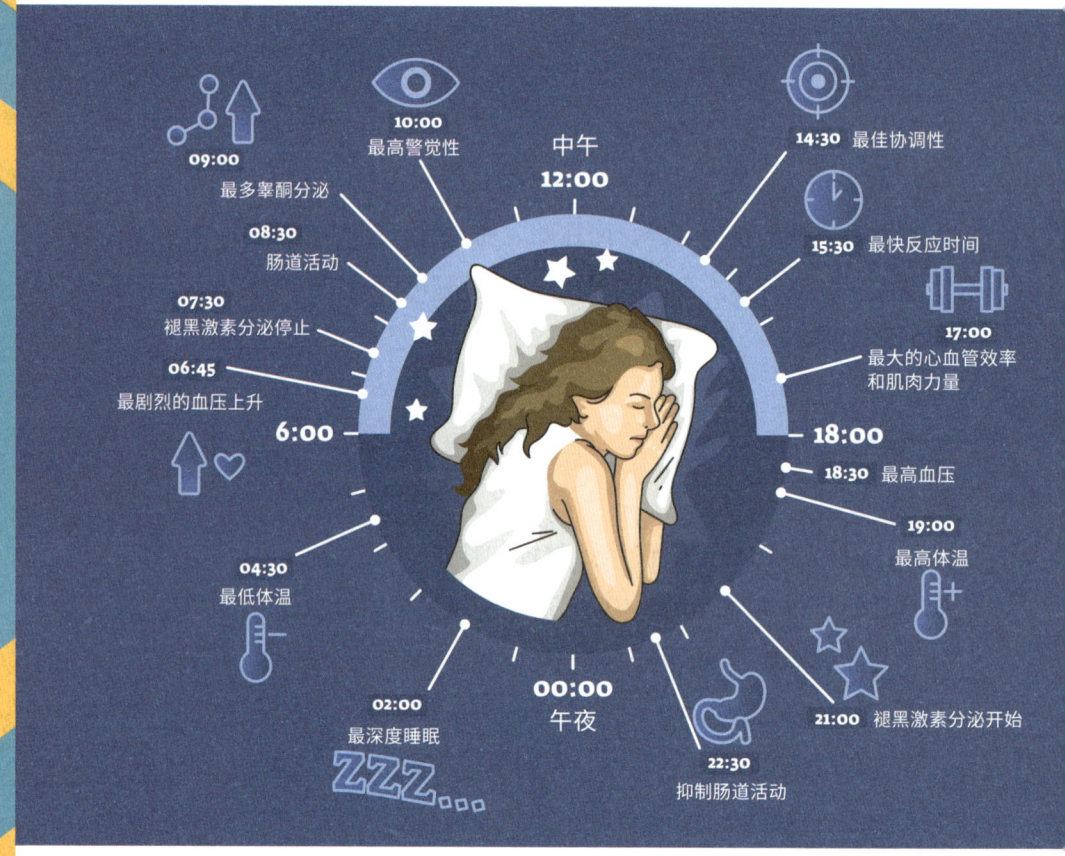

生物钟

"夜猫子"倒社交时差的痛苦

上文提到的研究显示，晚睡晚起会影响人的健康水平，"夜猫子"患肥胖症、抑郁的可能性更高。一种可能的原因是"夜猫子"要努力调整去适应社交时差。他们为了跟上正常的工作节奏，必须得逆生物钟而行，休息日不得不多补觉，让休息时间更适应生物钟。然而，逆行生物钟更易使人患病，至于具体的原因还有待深入研究。

但研究人员给"夜猫子"带来的也不全是坏消息。尽管以前的研究认为"夜猫子"和患Ⅱ型糖尿病以及肥胖症有关联，但最新的研究对70万人进行分析后并没有发现必然的证据。可能是生活方式对睡眠类型和患肥胖症、糖尿病都有影响，从而导致研究者并未发现其中必然的关联。科研人员未来会对这个假设进行检测，寻求更强有力的证据。

研究人员未来将再开展两项并行的研究，对影响习惯性睡眠时段和失眠症的基因进行解读。这些研究预示了睡眠医学研究的新浪潮即将到来。

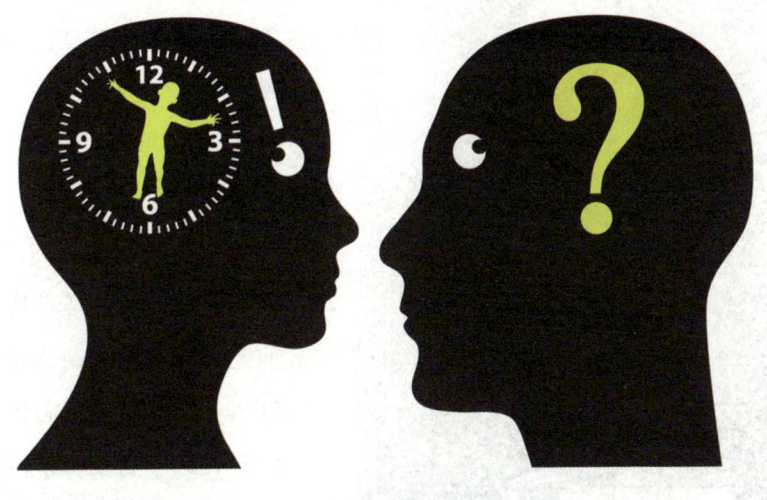

调整生物钟

3-2 左撇子是不是比较聪明?

认识我自己

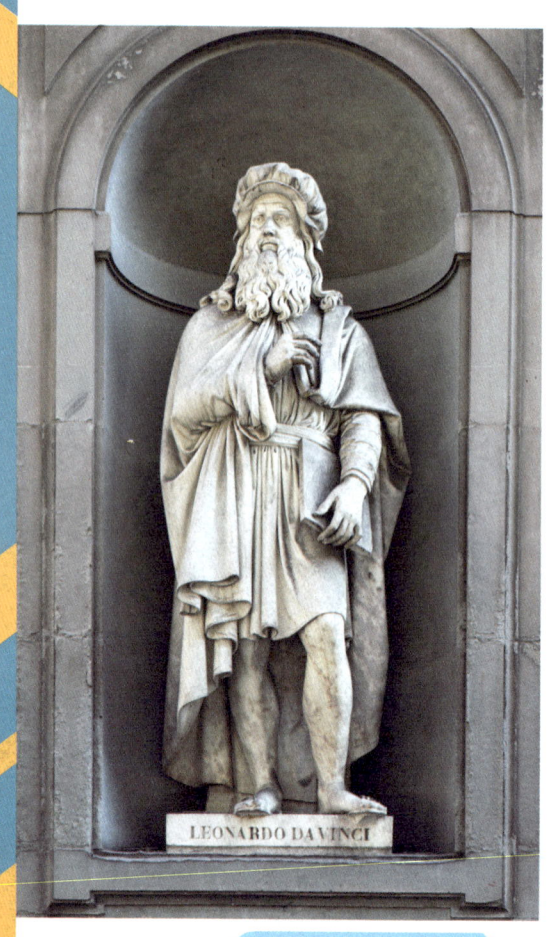

列奥纳多·达·芬奇

一直以来,很多人认为左撇子是天生聪明的人。列奥纳多·达·芬奇就是左撇子,还有马克·吐温、莫扎特、居里夫人、亚里士多德等人也是左撇子。当代人中,美国前总统奥巴马是左撇子,商业领袖比尔·盖茨和足球明星利昂内尔·梅西都是左撇子。

那么,左撇子的人到底是不是真的天生聪明呢?目前已经确定的是,人群中有10%~13.5%不是右撇子。这些人之中有少数能够同样自然地使用两只手,但是大部分人是左撇子。

研究表明,人偏好使用哪只手其实是脑功能的表现,并且与认知相关。平均来说，左撇子的右脑更加发达，而右脑与对三维形状的感知、空间定位能力相关。

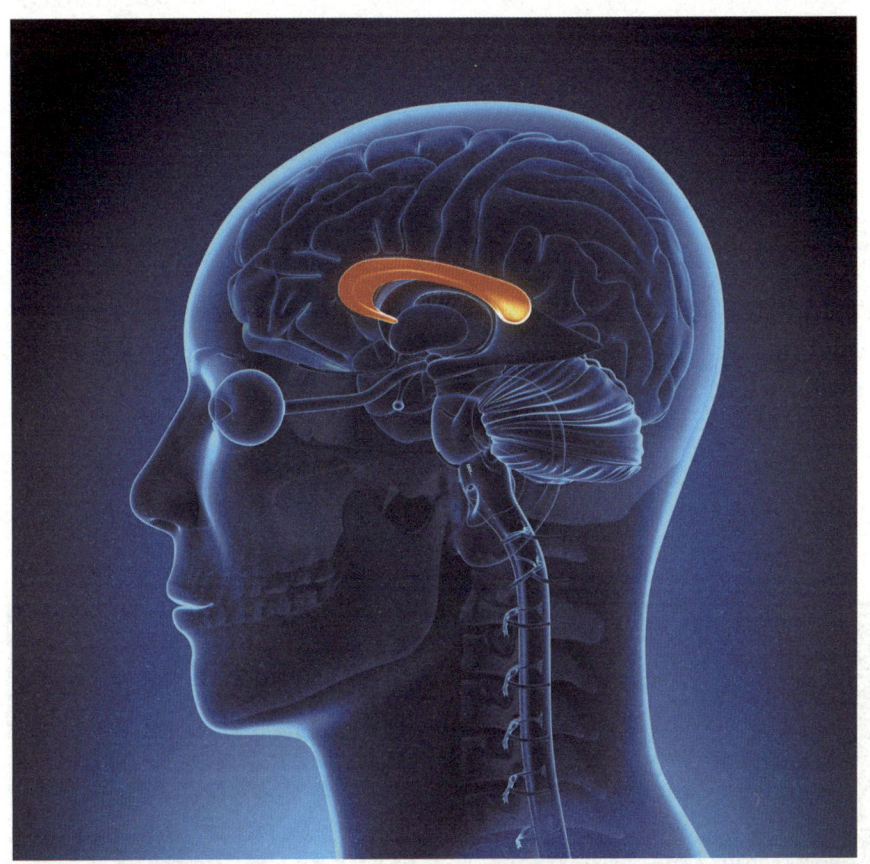

胼胝体

胼胝体是连接两个脑半球的神经细胞束。左撇子的胼胝体一般来说比右撇子更大。这表明左撇子的两个脑半球之间的联系能力更强，并因此拥有更好的信息处理能力。但是，造成这种现象的原因至今还不清楚。有一种理论认为，在一个为右撇子建造的世界中生存，左撇子会被迫使用两只手，左右脑之间的联系能力能够通过使用两只手而提高，因此左撇子的两个脑半球之间的联系能力更强。

这也许就是左撇子在某些专业和艺术方面有优势的原因。例如，在有创造力的音乐家、艺术家、建筑师和国际象棋大师中，左撇子的比例很高。不言自明的是，在所有这些职业中，高效的信息处理能力和出色的空间感是非常重要的。

左撇子和数学

左撇子和数学能力有什么联系呢？很久以前，左撇子在数学计算中所表现出的超强能力就引起了人们的关注。30多年前，一项重要的研究宣称左撇子是数学方面早慧的预测因子。这项研究发现，在数学天才学生中左撇子的比例比右撇子高得多。

但是，近些年有人开始质疑这一点。有些学者宣称，左撇子与认知能力方面的优势没有任何关系，对于普遍的认知功能，以及达到的

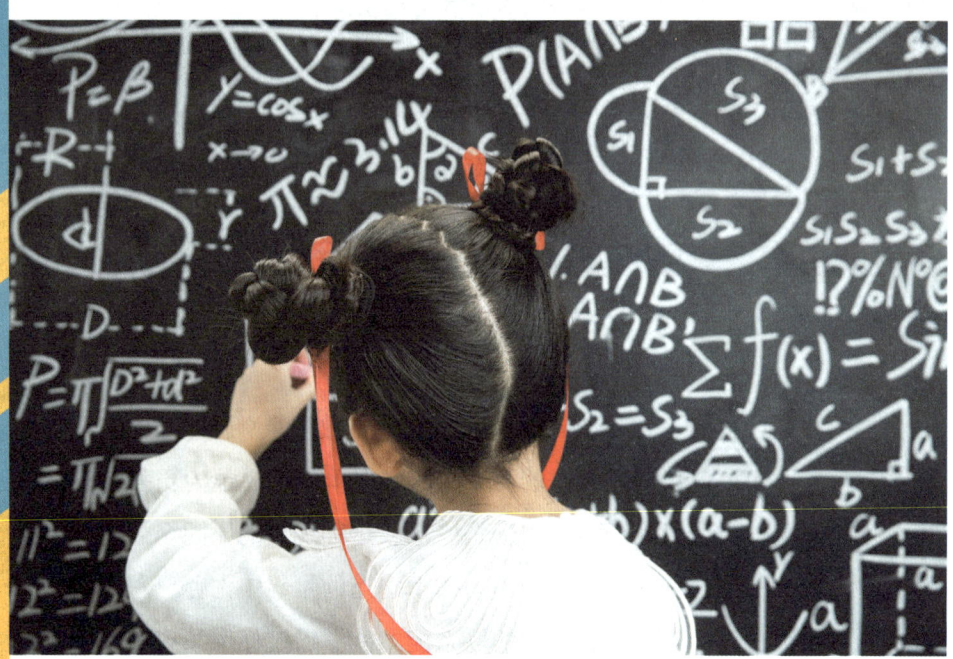

左撇子儿童

学术成就甚至有着不利影响。

例如，一项研究发现，左撇子的儿童在一系列的发展测试中表现不佳。此外，最近的一项报告显示，在认知障碍人群中，左撇子的比例也略微高一些。另一项大型的研究发现，在5~14岁的儿童中，左撇子的数学能力更差。

是否聪明并不取决于手

过去的研究在如何判定左撇子和如何划分受试者方面是不尽相同的，有些研究者只是简单地询问受试者是不是左撇子。最重要的是，这些研究中测定数学能力的方法也是不同的，从简单的算术到复杂问题都有。这种实验设计上的混乱可能就是研究结果不准确的原因。

《学术前沿》杂志发表的一项研究结果表明，对于难以解决的问题，比如将数学函数与给定的数据集合相关联，左撇子的表现优于其他人。这种结果在男性青少年中特别明显。相反，当任务不是那么艰难的时候，比如简单算术，左撇子和右撇子之间没有差异。极端的右撇子，即声称在测试的所有情况下都使用右手的人，相比于中等的右撇子和左撇子，在所有试验中的表现都是比较差的。

平均来看，左撇子似乎在解决困难的数学问题时是有优势的，至少在小学和高中阶段是如此。

但是，具有更发达右脑的人中只有三分之一是左撇子。许多右撇子的大脑结构和左撇子是相似的。因此，左撇子与天才或者认知障碍不一定有直接联系，我们不应该想当然地认为左撇子就一定头脑更聪明。

3-3 你的青春期谁做主?

认识我自己

青春期是从童年期向成年期转变的过渡时期,是个体第二个快速发展阶段,基本变化是第二性征出现。处于青春期的个体,会经历生理和心理上的剧烈变化,其中最重要的是经历性器官的发育成熟,开始具有生育能力。青春期并不是人类所独有的,啮齿类动物、羊、黑鲈、灵长类等很多物种也存在类似的发展阶段。

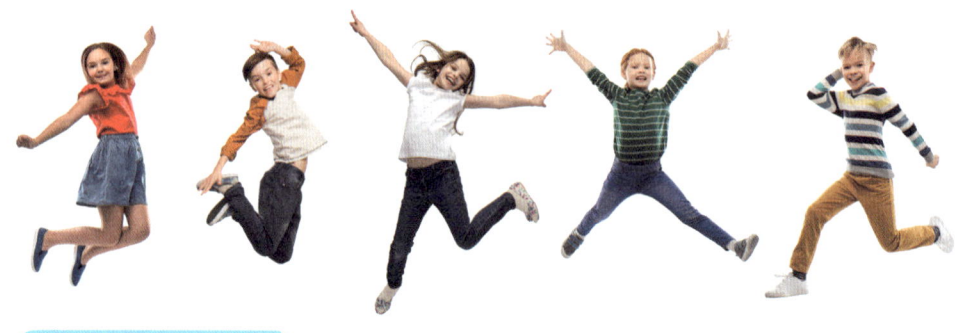

青春期的孩子

青春期是每个人成长所必须经历的阶段,它像一只小刺猬,很可爱又有些刺。不管是对于家长还是孩子,青春期似乎总是"痛并快乐着"。那么,到底是什么引发了青春期,青春期的变化受哪些因素影响呢?

r选择与K选择

青春期本质上是个体从前繁衍期向繁衍期的转变。在这一时期，个体为了使自己的生殖能力占有优势，会重新分配自身的能量和资源，提高体能和社会技能，以获取和实现生殖潜能。

不同物种对于个体资源分配存在一定的差异，于是产生了r选择和K选择的理论模型。r选择模型下，物种主要表现出较高的繁衍率、较快的成熟速度，亲代对子代的投资和抚育较少。K选择模型下，物种繁衍率相对较低，成熟速度也较慢，但亲代对子代往往有较多的资源投入。

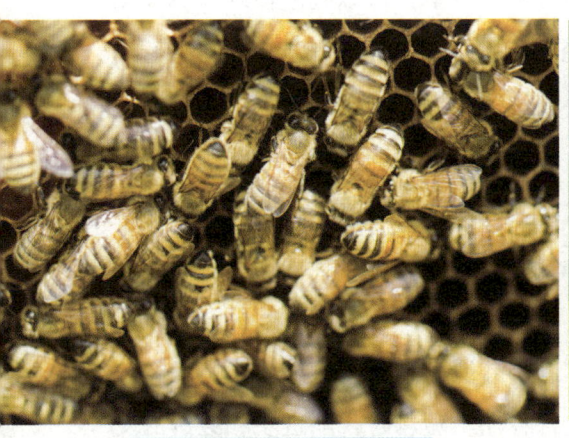

r选择模型——蜜蜂

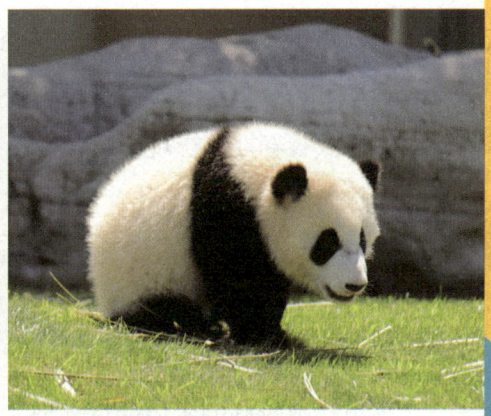

K选择模型——大熊猫

人类的繁衍模式更趋近于K选择，其生存策略与人类个体的身体发育模式相对应：儿童期较长，青春期发育加速，成年期推后。这种较晚的性成熟，有助于个体的身体、行为能力、认知能力等方面的发育，以使个体更强壮、掌握更多的技能，进而促进成年期生存和繁衍的成功。

HPG与青春期的启动

从个体的发展过程来看，青春期的开始是由一系列复杂的神经内分泌变化导致的。其中，最直接的启动来自下丘脑—垂体—性腺系统（HPG）。早在胚胎期，HPG轴就已经形成，出生后2~3年成熟。在儿童期，HPG轴处于抑制或静止状态。到了青春期，HPG轴"苏醒"过来，从抑制转入兴奋，逐渐活跃起来，各级活动依次加强，导致性腺的发育和生殖机能的成熟。也就是说，HPG轴经历了一个先被激活、后被抑制、再被激活的过程。正是HPG轴的这种再激活，引发了人类的青春期。

下丘脑神经内分泌神经元所分泌的激素，可以刺激性腺释放性激素。除了HPG轴上的GnRH神经元、腺垂体、性腺等直接参与青春期启动的执行，一些参与生殖调控和机体代谢的神经内分泌因子，也可以导致青春期的出现。

资源供给和营养对青春期启动时间的影响

人类个体需要维持一定的体脂率才能够进入青春期，而体脂率和体重指数较高的个体能更早进入青春期。随着时代的进步和经济的发展，青春期出现的年龄逐渐提前，但生活在贫困地区的个体，青春期出现的时间要晚于生活在发达地区的个体。

遗传因子与青春期发育异常

常见的青春期发育异常包括性早熟和性晚熟。青春期性早熟指女孩8岁以前、男孩9岁以前出现青春期表现。青春期性晚熟指因为某些原因引起促性腺激素水平较低而导致性成熟推迟或者消失。

研究表明，至少有17种基因对GnRH神经网络和垂体促性腺激素细胞的正确调节有重要作用。此外，在青春期的启动过程中发挥重要控制作用的部分内分泌因子同样会受到遗传因素的调控，其基因突变也会导致青春期发育异常等现象。HPG轴的发展和功能受到复杂而有序的基因网络的影响，它们可以调节不同的生理通路，很小的顺序变化都会导致青春期异常。

　　青春期的引发是非常复杂的现象，受到遗传、环境和内分泌等诸多因素的调控。每个个体都是复杂而神秘的，青春期的启动是多方面因素共同作用的结果，还有更多的未解之谜等待我们去研究与发现。

3-4 为什么你比别人"招蚊子"?

蚊子偏爱B/O型血?

在寻找血液时,蚊子受到许多因素的刺激。最初,蚊子被人呼出的二氧化碳所吸引。当它们靠近人的身体时会嗅闻皮肤上的气味。这些气味可能来自汗液中的化学物质,也可能是由生活在皮肤上的微小细菌产生的。气味使蚊子决定咬谁,这就是有些人被蚊子叮咬的次数比其他人多的原因。

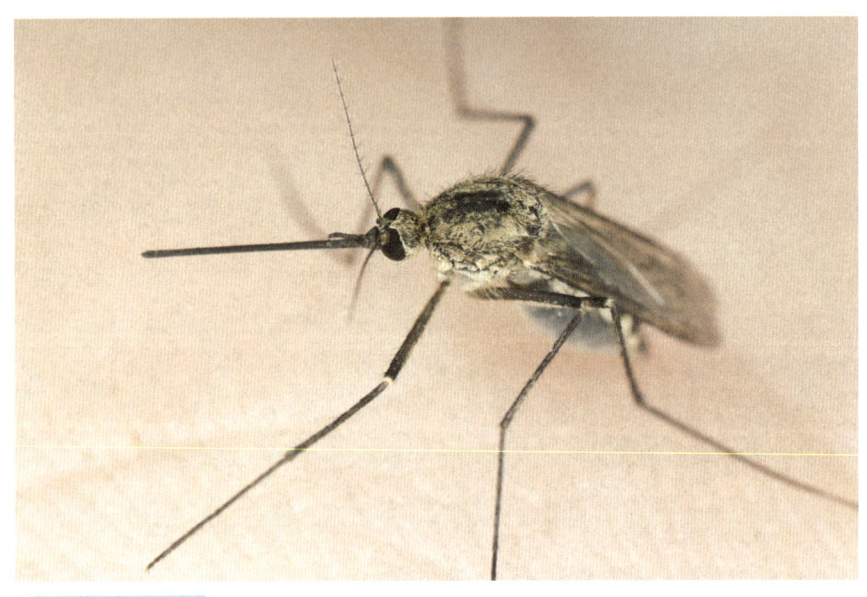

蚊子

研究表明，特定血型（特别是O型血）的人、孕妇和喝啤酒的人会对蚊子更具有吸引力。但是这项研究大多只适用一种蚊子，换成另一种蚊子时，结果可能会有所不同。人体皮肤上有多达400种化合物可以起到吸引或排斥蚊子的作用。

浑身臭气也会吸引蚊子

研究表明，汗液中的乳酸对蚊子有很强烈的吸引作用，特别是对于埃及伊蚊更是如此。冈比亚按蚊是传播疟疾最多的蚊子种类，它被林堡奶酪的气味深深地吸引。赋予这种奶酪独特香气的细菌与生活在人类脚趾之间的细菌密切相关。这就解释了为什么这些蚊子会被臭脚吸引。

虽然有些人对蚊子叮咬没有反应，并不意味着他们没有被咬伤。或许有的人会为此感到庆幸，但是需要警惕的是，对叮咬没有反应不代表对叮咬带来的疾病可以免疫，有时候只需要一次叮咬，就能感染由蚊子传播的疾病。

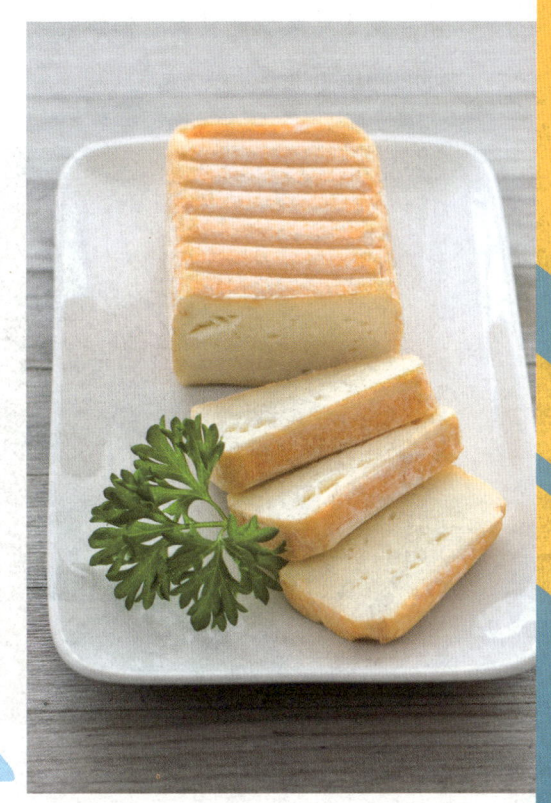

林堡奶酪

3-5 "懒癌"基因被发现，你的懒可能是天生的？

我们常常会遇到这样一种人，他们能坐着就绝不站着，能躺着就绝不坐着，能待着就绝不干活儿，电视、电脑和手机是他们的伴侣，沙发则是他们的温床。

懒被视为一种劣习，但不管怎么努力，懒人好像很难改变自己。为什么这么懒呢？他们可能自己也不明白。通常认为，懒是一种习惯，是生活环境造就的。但研究人员发现，懒惰真的存在于基因中，你的懒惰可能是天生的。

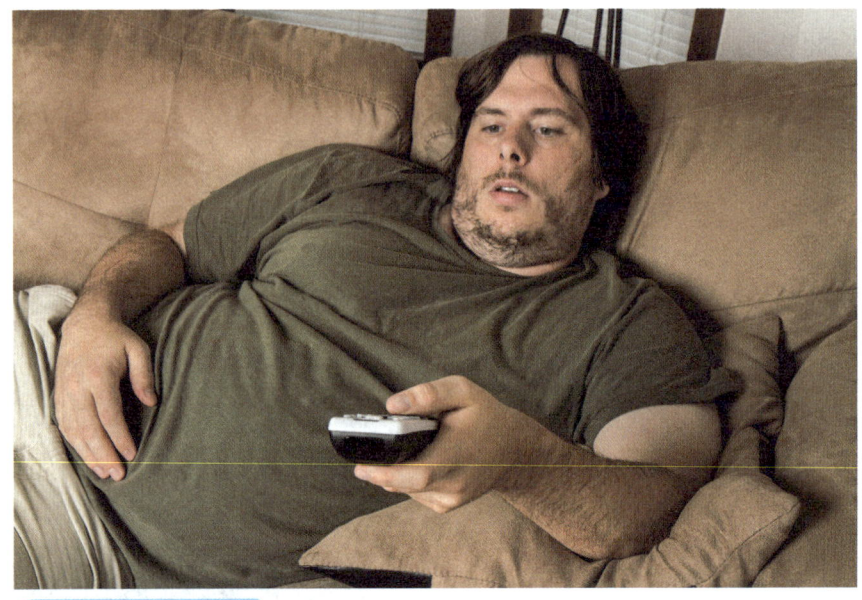

"懒癌"患者

SLC35D3基因突变

发表在《公共科学图书馆·遗传学》杂志上的一项研究表明，懒与SLC35D3基因突变有关。这项研究是由中国科学院遗传与发育生物学研究所和英国阿伯丁大学的研究人员共同完成的。

多巴胺是某些神经元之间传递信号的一种递质，它会刺激大脑中的"奖赏"中枢，使人和动物产生愉悦感，同时还起到调控身体的作用。

科学家们通过实验发现：如果多巴胺分泌得多，可以使人和动物的运动功能增强，并且在多巴胺的作用下感到快乐；如果多巴胺分泌得少，就会使人和动物运动功能降低，抑制兴奋；如果多巴胺的分泌不均匀，或者活性不均匀，会导致生物的运动方向不对称。

比如，向老鼠大脑的某一侧注射阿扑吗啡，老鼠大脑两侧的多巴胺分泌不均匀，它的头部会不受控制地转向另外一侧。

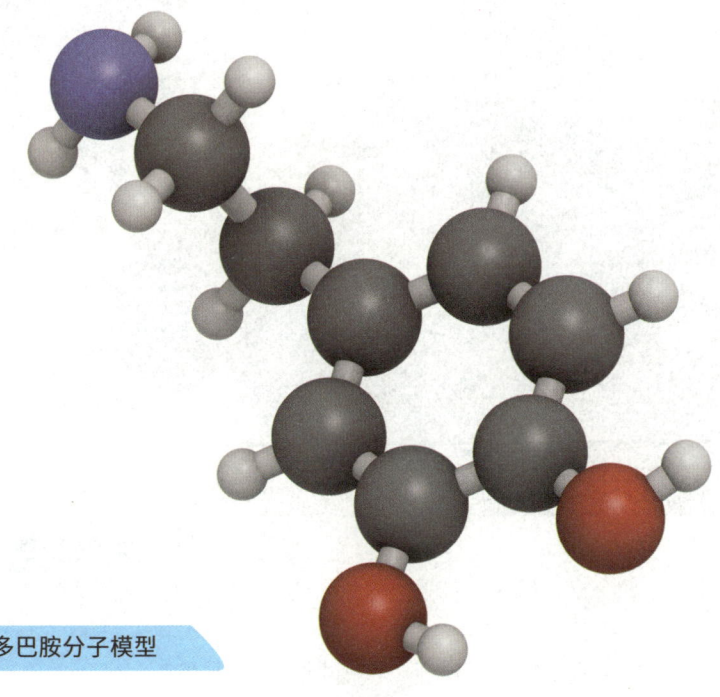

多巴胺分子模型

"懒癌"基因被发现，你的懒可能是天生的？

研究人员发现，SLC35D3基因突变斩断了运动功能和多巴胺的联系。SLC35D3基因位于人类6号染色体长臂D6S1009位点旁侧，它是人类肥胖症和代谢综合征①的致病基因。SLC35D3基因在多巴胺受体的运输中起着关键作用，该基因突变可能导致多巴胺的运输受阻。

研究人员对正常老鼠与SLC35D3基因突变的老鼠进行比较，发现SLC35D3基因突变的老鼠从2月鼠龄（与人的成年期相当）开始，表现出进行性肥胖和代谢综合征的特征。

负责这项研究的李巍教授说："我们发现携带SLC35D3基因突变的老鼠是典型的电视迷，它们走路的速度只有正常老鼠的三分之一左右，不但变胖了，还出现了与代谢综合征患者类似的症状。"

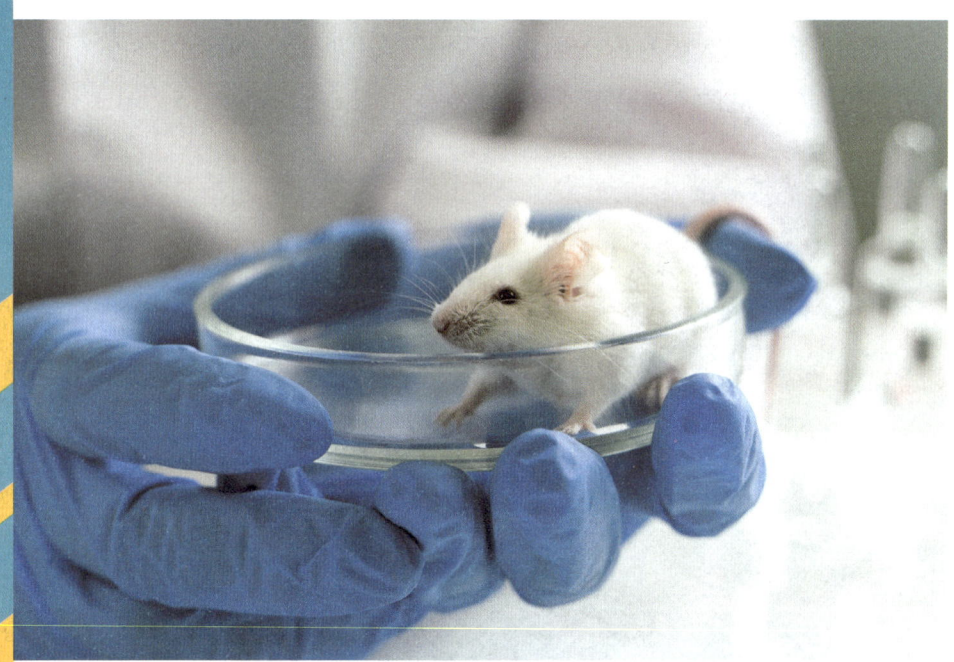

实验小白鼠

---

① 代谢综合征专指与糖尿病、高血压和肥胖相关的危险因素。

此外，李巍教授还筛选了400名表现出代谢综合征的中国超重和肥胖患者，发现其中两人发生SLC35D3基因突变。对代谢综合征人群的研究显示，SLC35D3基因突变的比例超过了千分之五。李巍教授说："这已经是一个比较高的比例，以中国13亿人口来算，肥胖人口占到10%（也就是1.3亿），而可能携带SLC35D3基因的肥胖人群达到近70万，相当于一个小国家的人口了。"

蛋白激酶抑制剂α基因

2019年，发表在《分子神经生物学》杂志上的一项研究同样发现懒和基因有关，来自美国密苏里大学的研究人员在老鼠身上发现了一种与缺乏运动有关的特定基因，这种基因可能也在人类的久坐行为中发挥作用。

研究人员挑选了80只雄性老鼠和80只雌性老鼠，将它们放进带转轮的笼子里，测量6天内的主动奔跑量。随后，研究人员选出26只"爱跑"的雌、雄老鼠繁殖后代，又选出26只"懒惰"的雌、雄老鼠繁殖后代。研究人员对比了培育10代的老鼠，发现"爱跑"组老鼠的主动奔跑量是"懒惰"组老鼠的10倍。

研究人员分析了两组老鼠的基因，发现存在十分明显的基因差异。在两组老鼠大脑某区域里17,000个不同基因中，共识别出了36个可能影响到体育锻炼动力的基因。

为探究这36个基因对体育锻炼动力影响的遗传程度，研究人员将"爱跑"组的老鼠与"懒惰"组的老鼠进行交配，发现"懒惰"老鼠体内的蛋白激酶抑制剂α基因显著减少，这意味着老鼠犯懒的特定基因已经被找到。

这项研究的主持者——美国密苏里大学兽医学院弗兰克·布斯教授称："研究表明，基因在某种程度上可以使人懒于运动，而缺乏运动的身体容易罹患各种慢性疾病。我们想要确定具体是哪些基因在发挥作用，最终发现蛋白激酶抑制剂α基因发挥着重要作用。"

如何克服懒惰的习惯？

2013年，世界卫生组织公布，"懒得运动"已经成为全球第四大死亡风险因素。据估算，全球每年因此而死亡的人数高达320万，且逐年增长。

虽然懒惰和基因有关，但我们不能以此为挡箭牌。如果你想把懒惰的习惯消灭在萌芽状态，在日常生活中变得更加积极、活跃，可以试试以下这些简单的建议：

确定具体、可行的目标。有目标才有动力，有动力才更能克服懒惰。

学会自我监督。对既定的目标要持之以恒，时刻检查、监督、提醒自己是否朝着既定的目标而努力。

坏习惯很好形成，好习惯却很难养成，所以一定要坚持，这样才能克服懒惰的习惯。

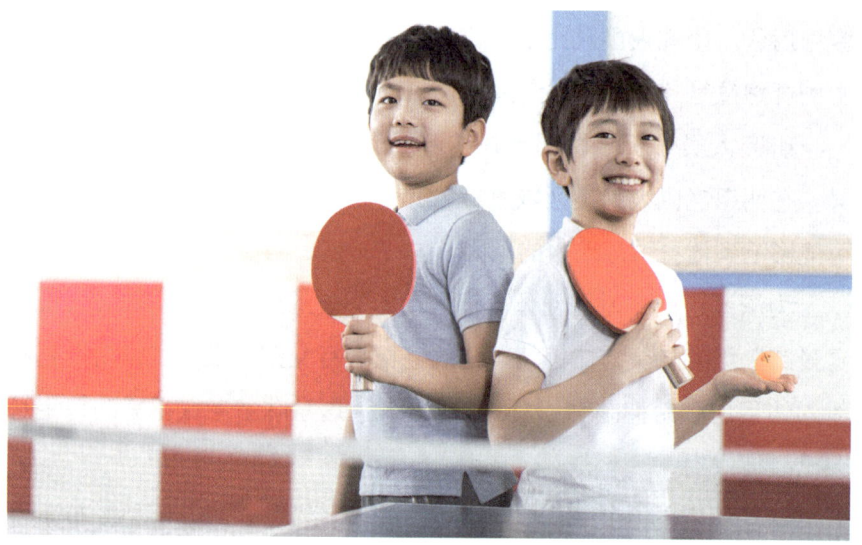

坚持运动

3-6 怎样睡觉更健康？

德国化学家弗里德里希·凯库勒有一次在椅子上睡着之后，梦到一条蛇咬到自己的尾巴，受梦境的启发，他发现了苯分子的环形化学结构。

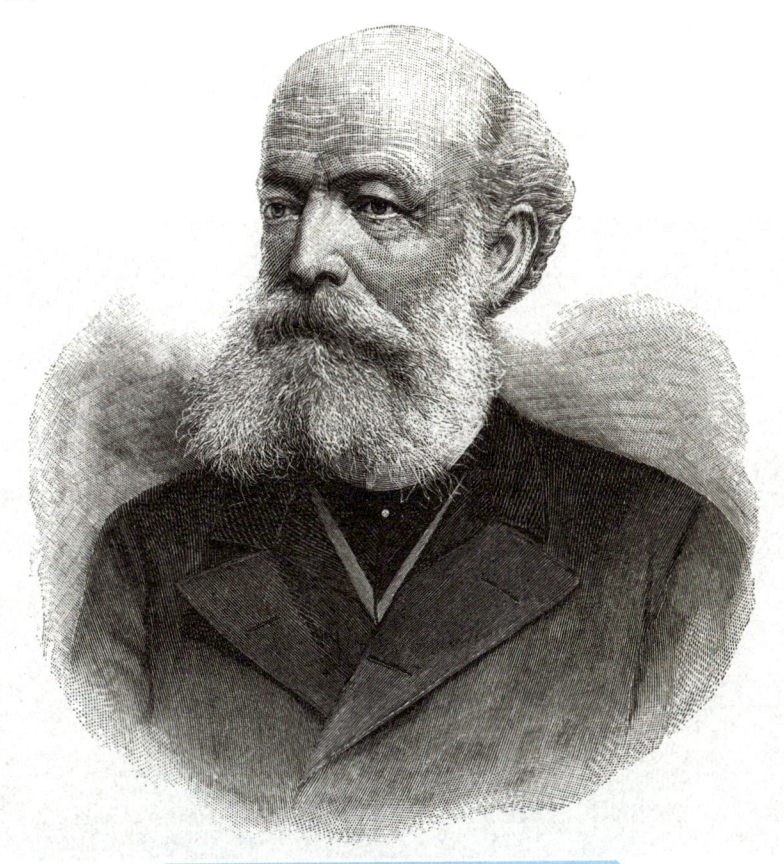

弗里德里希·凯库勒

据说门捷列夫发现元素周期表，德国科学家奥托·勒维设计出双蛙心灌流实验，都是因为在睡梦中得到了灵感。

那么，睡眠与创造性之间有没有什么关联呢？

关于睡眠的科学研究

20世纪50年代，科学家在观察儿童睡眠过程中脑电波的变化时发现，婴儿在睡眠过程中有一段时间的脑电波活动很特殊。这些脑电波活动看起来像是婴儿处于清醒状态时的样子，在脑电波频率变快的同时，还伴随着心率加快、血压升高、肌肉松弛等反应，最奇怪的是婴儿的眼球不停地左右摆动。

科学家把这一阶段的睡眠称为快速眼动睡眠或快波睡眠，除此之外的其他睡眠叫作慢波睡眠。慢波睡眠包括四个时期（Ⅰ、Ⅱ、Ⅲ、

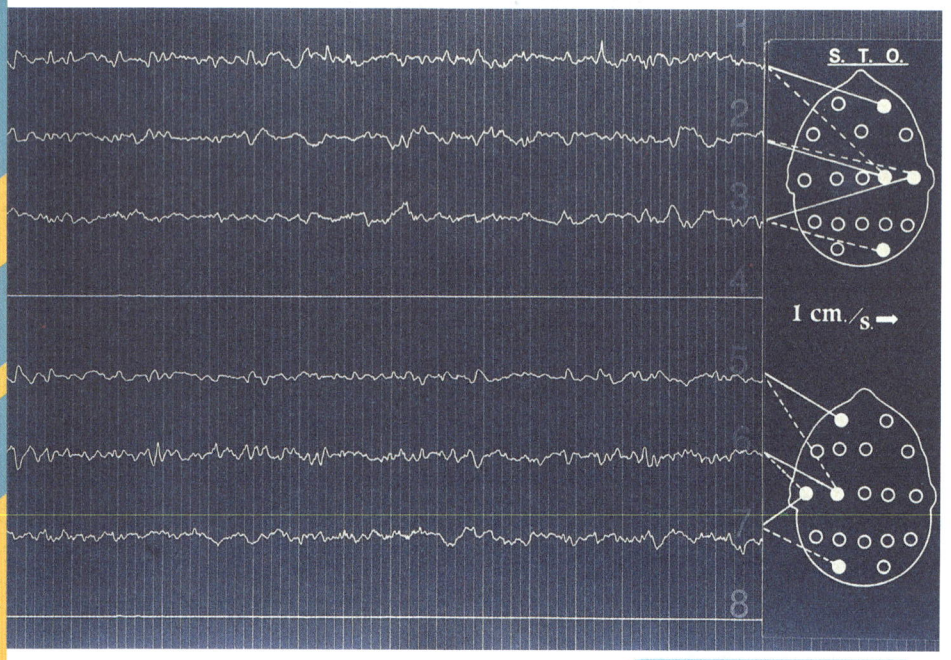

睡眠中的脑电波图

Ⅳ期），Ⅰ、Ⅱ期为浅睡期，Ⅲ、Ⅳ期为深睡期。

典型的睡眠节律是：觉醒→Ⅰ→Ⅱ→Ⅲ→Ⅳ→Ⅲ→Ⅱ→第一次快速眼动睡眠→Ⅱ→Ⅲ→Ⅳ→Ⅲ→Ⅱ→第二次快速眼动睡眠……

在夜晚大约8个小时的睡眠时间中，约完成4~5个睡眠周期，每个周期大约90分钟。第一个周期稍长一些，以后的周期逐渐变短。

"快速眼动睡眠"对人类的好处

很多人都有这样的经历：小睡一会儿后精神会变得饱满，做事情更有效率。这是为什么呢？美国加州大学圣地亚哥分校的丹妮丝·蔡用远程联想测验的方法进行了验证。她发现，在短暂的快速眼动睡眠后，大脑更善于整合分散的信息。快速眼动睡眠通过让大脑在不相关的想法之间形成联系，从而催化了创造的过程。

快速眼动睡眠期是大脑非常活跃、容易做梦的阶段，获得快速眼动睡眠的次数可能取决于年龄和一些其他因素。婴儿的睡眠时间里有50%是快速眼动睡眠，成人则接近20%。

因此，我们要专注于提升整个睡眠周期的质量，这样才能让快速眼动睡眠的质量更好。以下是一些提高

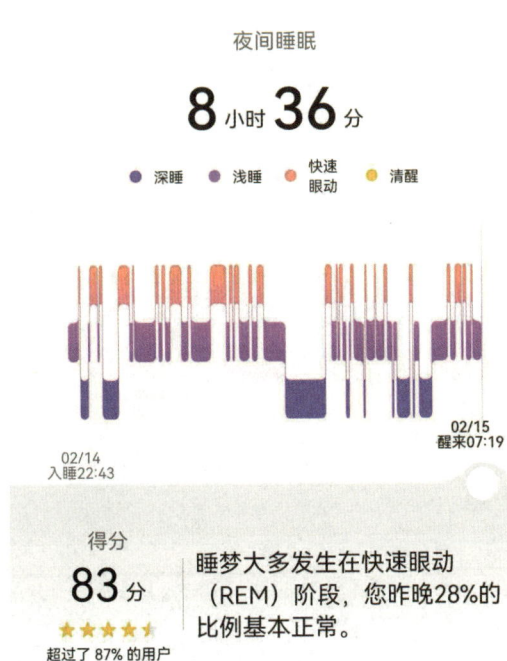

睡眠监测中的快速眼动

睡眠质量的方法:

  1. 预留至少8小时的睡觉时间;

  2. 睡前4小时内不要喝酒;

  3. 调节房间的温度和湿度;

  4. 睡前半小时进行冥想、放松;

  5. 在早上或中午过后进行锻炼;

  6. 遵循生理作息规律。

端粒是什么?

端粒生长在染色体的末端,其长度反映细胞复制史及复制潜能,被称作细胞寿命的"有丝分裂钟"。由于端粒与衰老的许多症状有关,所以一直为科学家所关注。

美国宇航局进行了一项双胞胎太空对照实验。实验结果显示,宇航员斯科特的端粒长度在为期一年的航天飞行期间显著地延长,而当他返回地球后端粒又迅速变短。端粒是什么?它有什么重要的作用?维持它的长度就能延缓衰老吗?

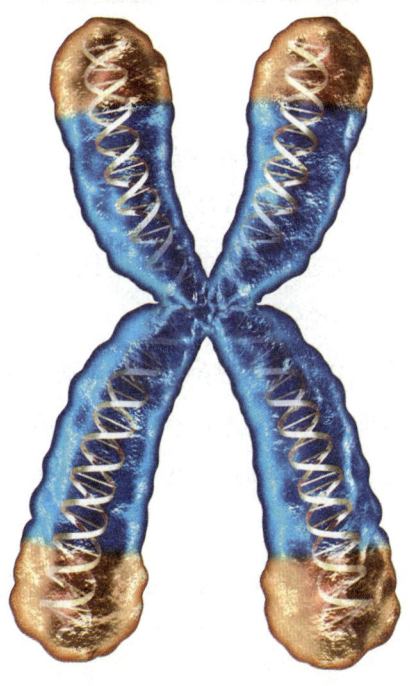

端粒

第3章 认识我自己

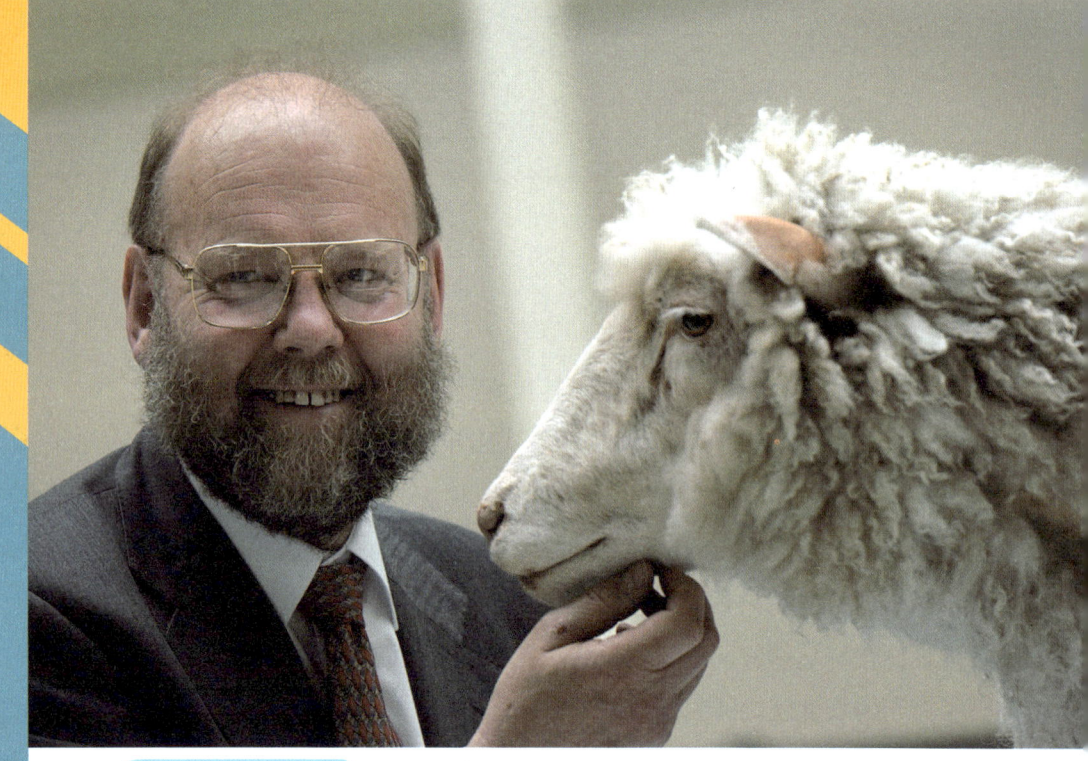

克隆羊多利

1996年，世界上首只克隆羊多利在英国降生，它为基因技术的发展注入了新的活力。遗憾的是，多利仅存活了7年，比普通绵羊的平均寿命要短很多。关于多利过早死亡的原因有很多猜测，其中，最能得到大家认可的是因为其端粒较短。

众所周知，细胞是人体组织结构和功能的基本单位。细胞的生长、发育和死亡每时每刻都在体内进行着——老迈的细胞死去，新生的细胞又占据了原来的位置。这种新陈代谢是人类保持活力、生命得以延续的基础。

然而，新细胞的产生并不是无穷无尽的，随着分化新细胞的能力越来越弱，个体的衰老和死亡亦如期而至。

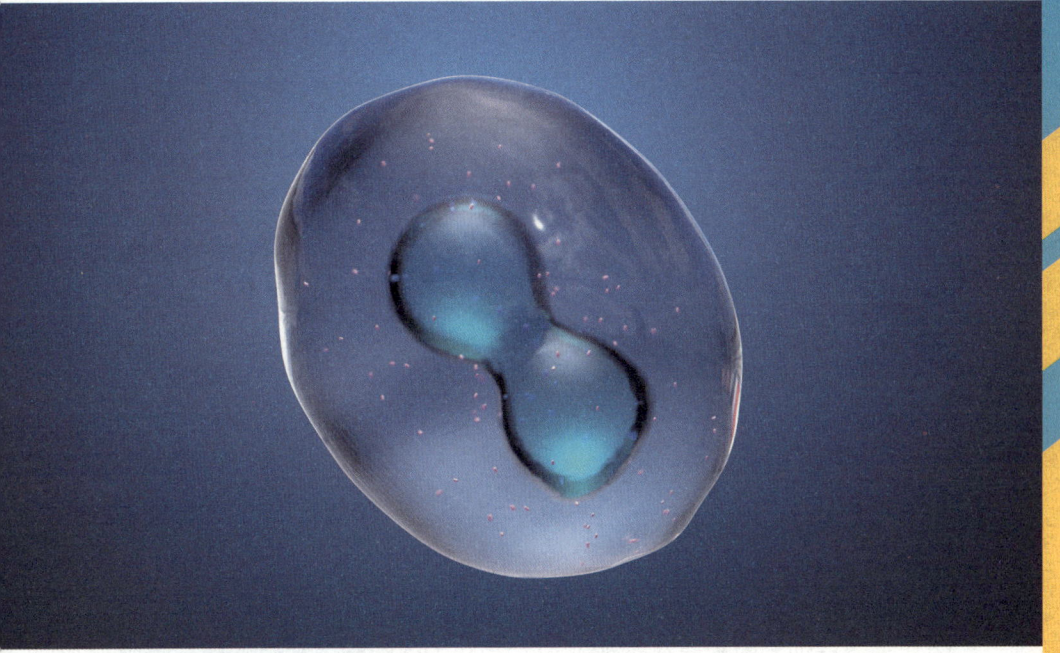

细胞生长

端粒是什么?

端粒存在于真核细胞线状染色体末端,它是一小段 DNA 蛋白质复合体,与端粒结合蛋白一起构成了特殊的"帽子"结构。作为染色体保持完整和稳定的三个要素之一(另外两个是着丝粒和复制原点),端粒的作用是保持染色体的完整性和控制细胞分裂周期。如果把染色体比作一根鞋带,端粒就是顶端的塑料头,能够减少鞋带的磨损。

细胞里究竟存在什么神奇的物质,可以给 DNA 的末端加上端粒?

美国专家提出人体内存在一种"酶",专门负责端粒的复制工作,并发现了端粒酶存在的印记,最终通过在酵母中导入端粒保住了 DNA,并因此获得了诺贝尔生理学或医学奖。

如果保持端粒酶的活性,让其维持端粒长度,能否延缓衰老呢?这个想法虽好,实现起来却没有那么简单。

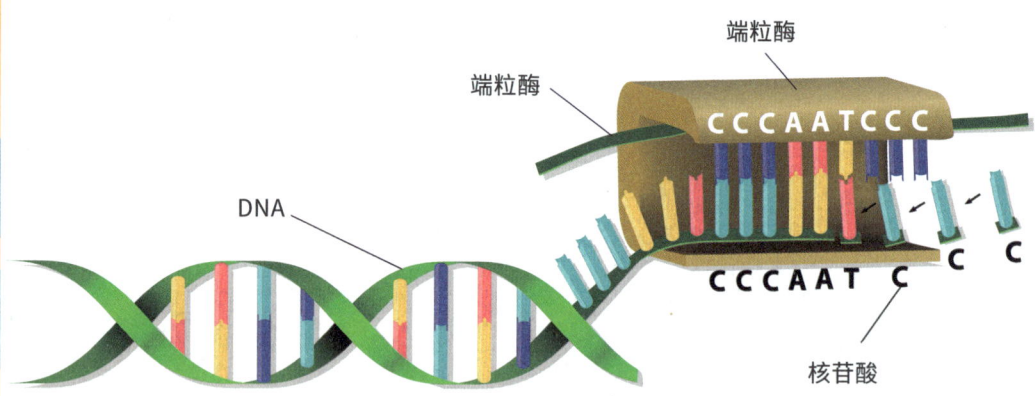

端粒酶

端粒酶其实是一把双刃剑。除了生殖细胞以外，它在正常成年人的几乎所有细胞中都是休眠的。但在某些人体细胞内被激活后，可以使细胞呈现出无限复制的能力，而这些细胞正是癌细胞。在超过85%的癌症中，科学家都观察到了端粒酶的活性增高。

鉴于端粒酶在癌细胞中的活性增高，它不但成为最广谱的癌症分子标记物，而且人们可以利用这一点，通过抑制酶的活性来对抗癌症。迄今为止，已有数十项以端粒酶为靶点的临床试验正在进行，有些抗癌药物已经进入了三期临床试验阶段。

好习惯延缓端粒变短

端粒虽小，作用却大，它们的长度与许多衰老的症状有关。研究表明，端粒较短的人免疫力较差，心脏病发病率更高，死亡率也更高。每过一年，端粒就会更短，一些细胞停止复制，症状就会恶化。端粒是不是衰老的最关键原因还不确定，但已经明确的是，紫外线和代谢损伤会进一步缩短端粒，从而引发癌症和衰老。

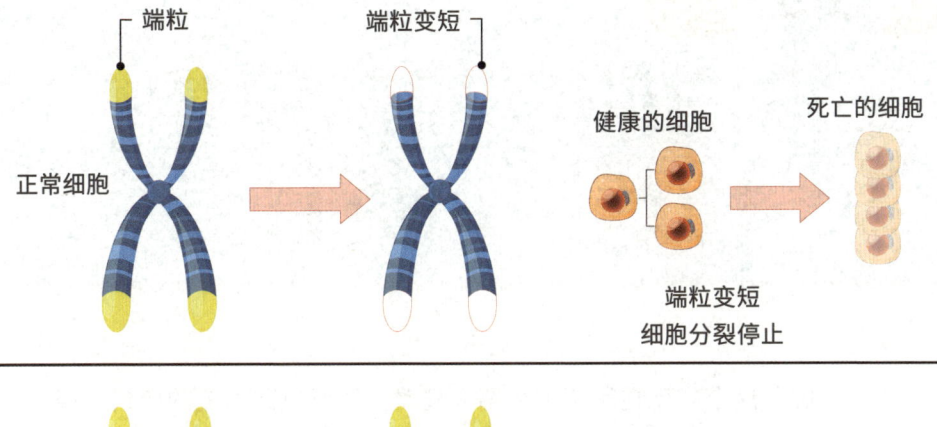

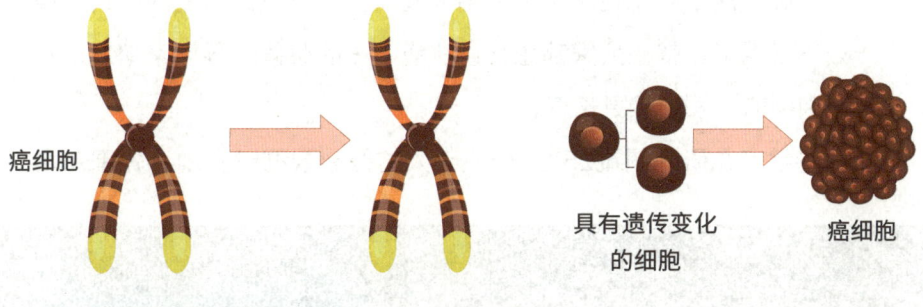

正常细胞和癌细胞

人体的新陈代谢过程中会产生自由基等高能粒子，自由基能破坏DNA，进而磨损端粒。这种代谢损伤会在一生的饮食中积累。科学家认为，这就是超重老年人患端粒缩短和癌症的风险要高得多的原因。富含抗氧化剂的饮食，如水果、蔬菜、坚果和豆类，能够对抗代谢损伤，实际上是在保护端粒。

研究还发现，有氧耐力运动（比如长跑）和高强度间歇训练会影响端粒健康。除此之外，冥想、充足的睡眠和愉悦的心情都会影响端粒的长度。

在利用端粒的秘密来超越基因极限之前，还有很多东西需要人类进一步深入研究。但是现在至少可以做到保护端粒免受太阳辐射和不良生活习惯所造成的伤害。或许，以后大家见面打招呼的方式会变成："哇，你的端粒好长哟！"

3-8 肉肉的身材你别怕，长对地方更长寿

"胖"这个字现在可不怎么招人喜欢，毕竟以胖为美的唐代已经一去不复返了。就在大家都想方设法瘦下去的时候，科学家却发现身上"肉肉的"人居然更长寿。

科学家在研究超过252万个成年人的健康数据时发现：臀围每增

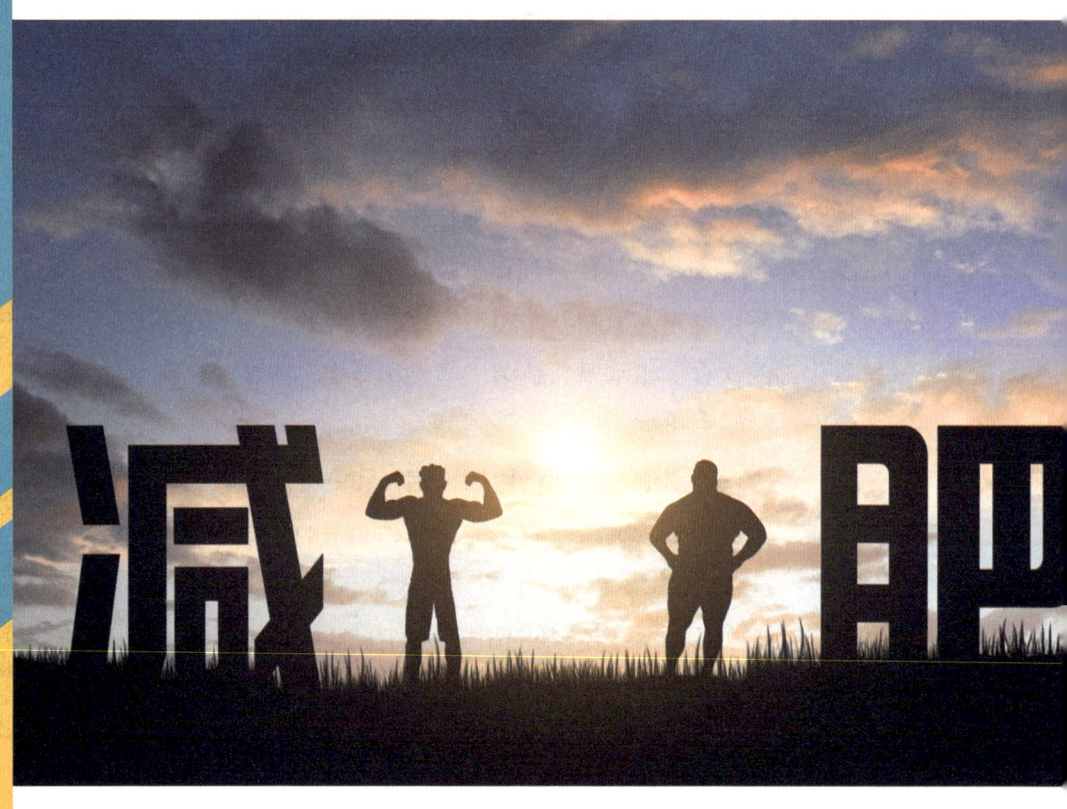

加10cm，全因死亡率降低10%；大腿围每增加5cm，全因死亡率降低18%。相关研究发表于医学期刊《英国医学杂志》。这里所说的全因死亡率，指的是在一定时期内，由各种原因导致的总死亡率，也就是说，不论什么原因导致的死亡，都会被计入死亡人数。

体重指数（BMI）是一项身体健康指标，很多团队研究过BMI与全因死亡率之间的关系。近年来，BMI受到很多人的质疑，因为该指标无法反映每个人脂肪的生长部位，使用BMI作为衡量标准时，可能会对肥胖症进行不正确的评估。

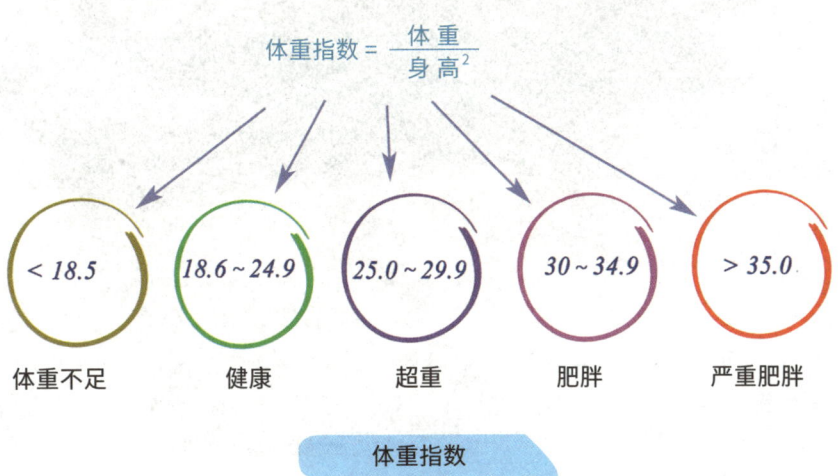

体重指数

有人会有这样的疑问：肥肉生长的部位不同，难道对个人的健康影响很大吗？

有证据表明，中心性肥胖（内脏型肥胖，通常用腰臀比来测定）和腹部脂肪沉积，与心血管代谢危险因素和慢性疾病风险更为紧密。在评估肥胖时，中心性肥胖指数可能比体重指数更准确，这一指数也与死亡风险的关系更加紧密。而腿部脂肪含量过低，可能导致心血管疾病和死亡的风险增加。可见，腹部脂肪对身体健康有害，但臀部和大腿上囤积的脂肪却对健康有意想不到的好处。

第3章 认识我自己

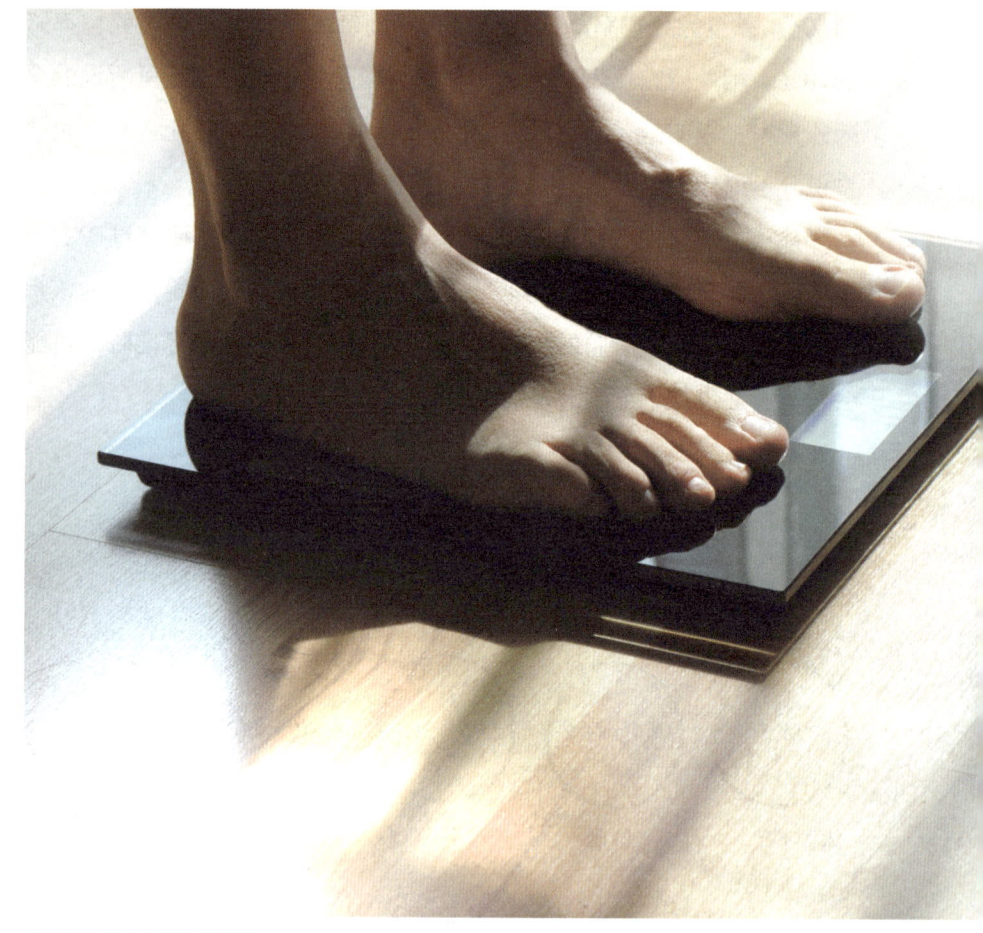

体脂秤

下面，我们就来具体看看中心性肥胖指数与全因死亡率之间的关系吧！

总体来看，腰围每增加10cm，全因死亡率增加11%，且随着随访时间的增加而增加。在控制体重指数的情况下，腰围和身高的比值每增高0.1个单位，全因死亡率增加42%。研究人员发现，大腿围增加5厘米，全因死亡率降低18%。臀围增加10cm，全因死亡率降低10%。

研究人员在研究身体脂肪指数与全因死亡率之间的关系时，发现女性身上多点儿脂肪似乎对健康的影响并不大。

研究结果表明，大多数腹部脂肪指数与全因死亡率呈显著正相关。这表明腹部脂肪沉积与更高的风险相关。

大腿围和臀围两个指标与全因死亡率成反比，这样看来，肥肉长在这两个部位更长寿。既然如此，何必对自己的体重要求那么苛刻呢？

肉肉的身材你别怕，长对地方更长寿

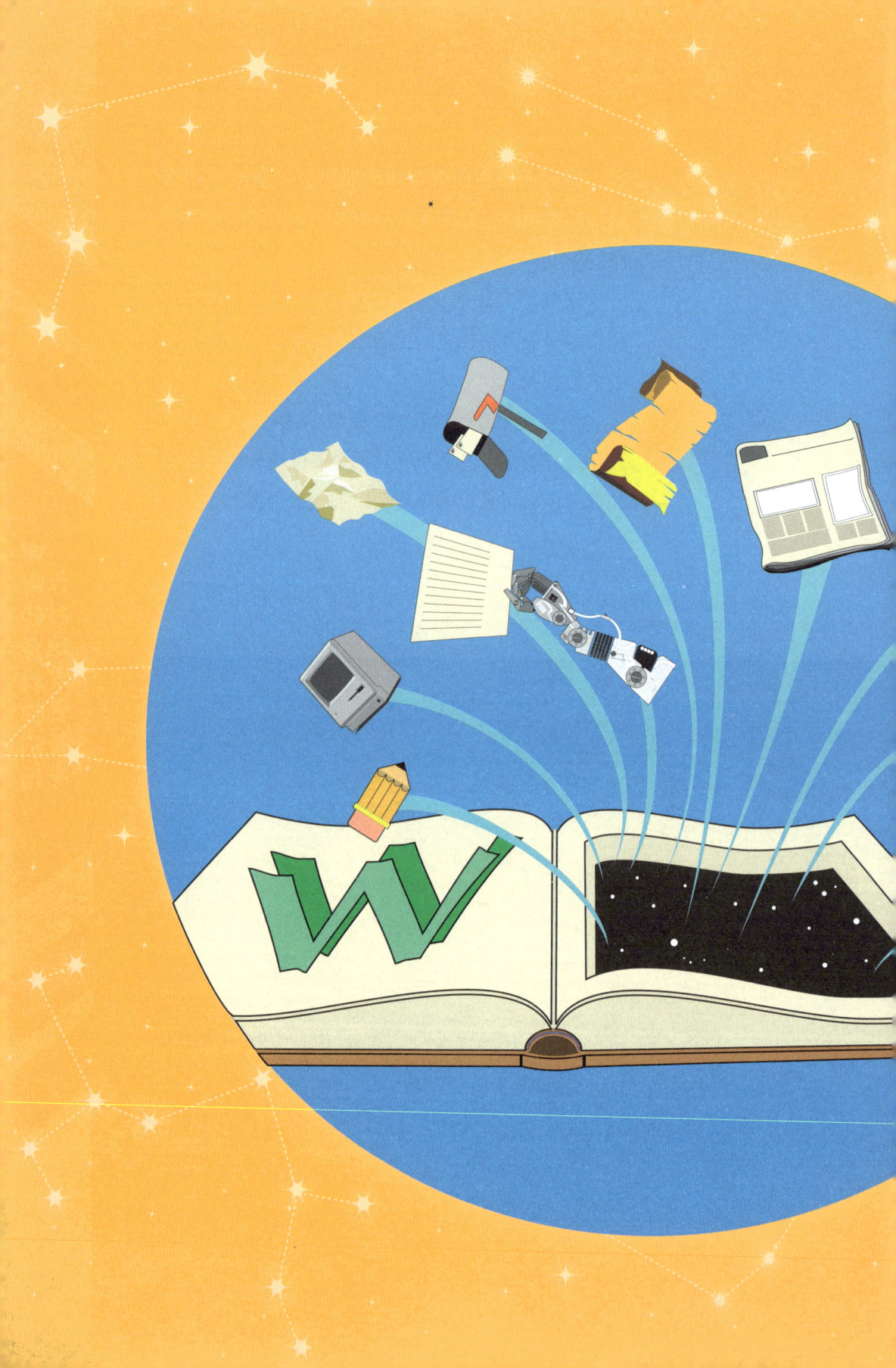

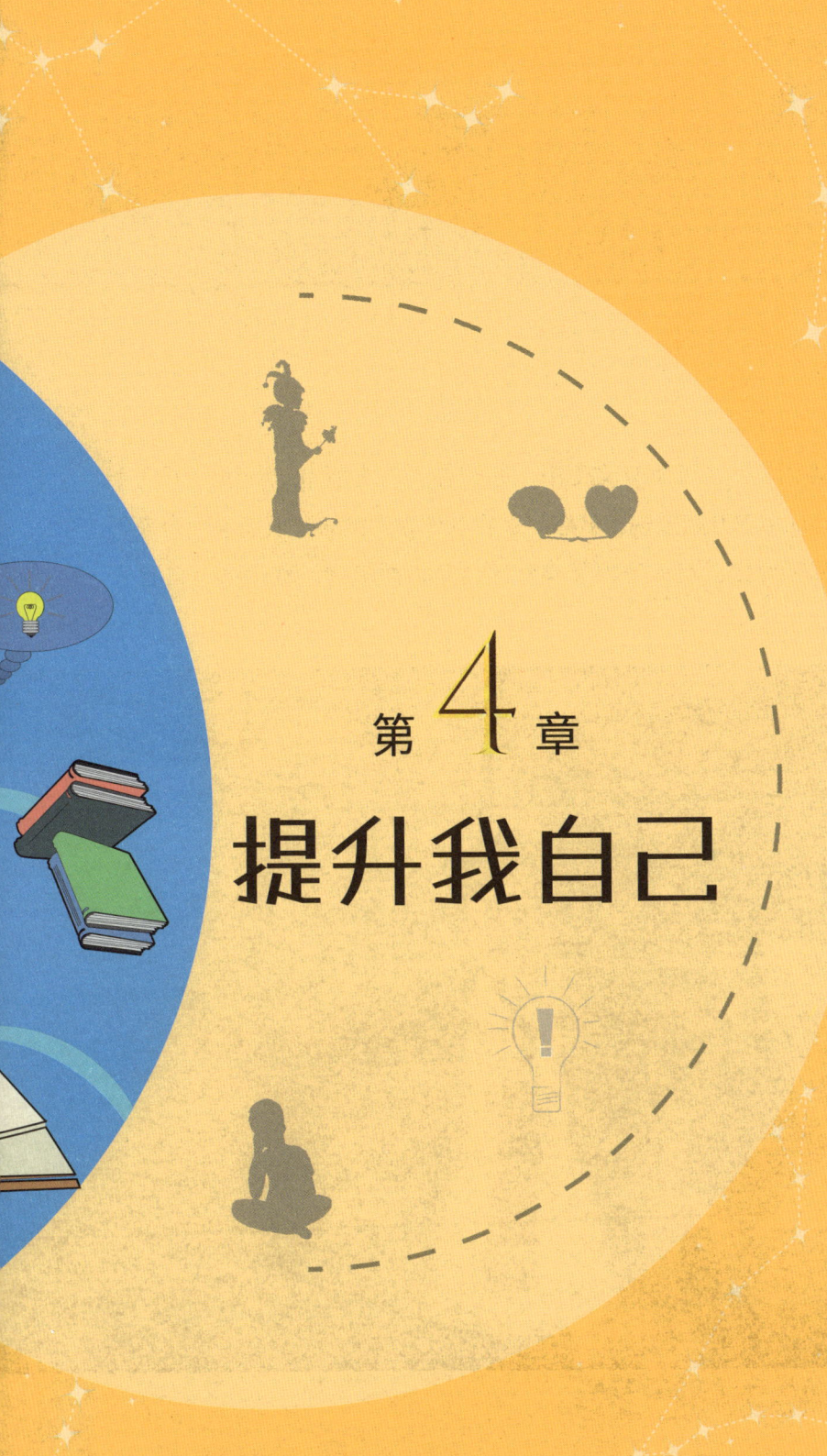

第4章
提升我自己

4-1 幽默感是一种性格力量

幽默感存在于所有文化中，并存在于人类所有年龄段。近几十年，心理学才开始重视幽默感，并将其作为人类的一项基本行为来研究。回顾历史，有人曾诬蔑幽默感具有负面影响，称幽默是自我表

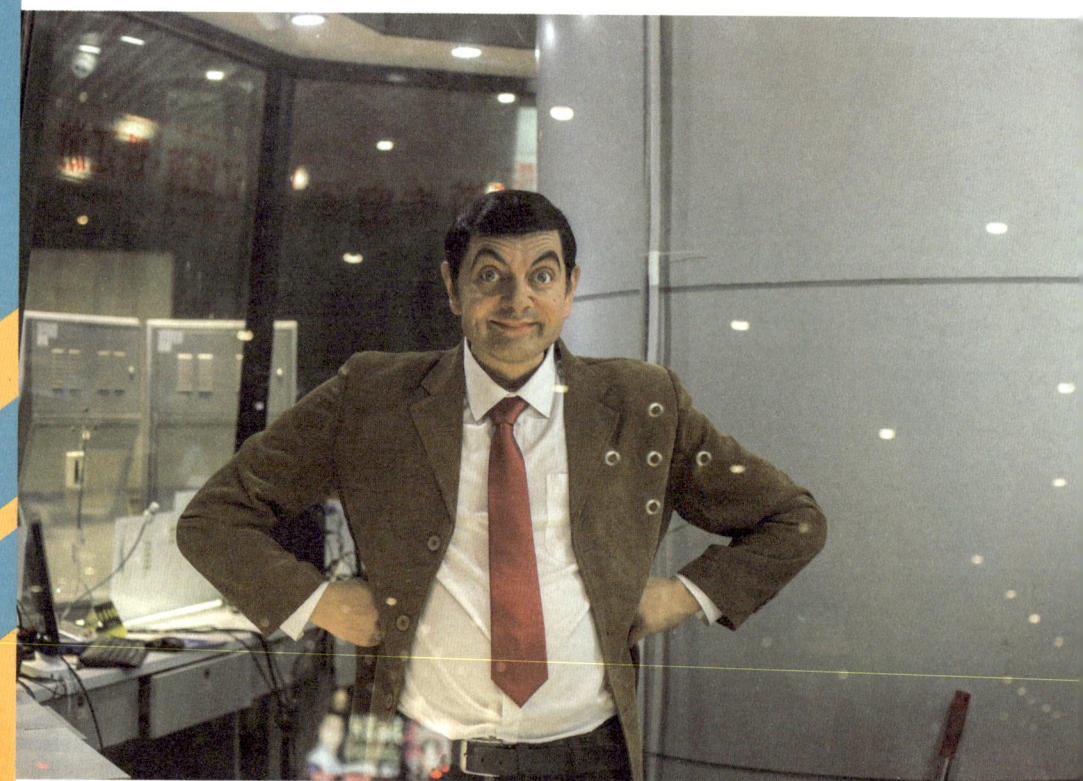

喜剧大师憨豆先生

现、粗俗、弗洛伊德式本我冲突,是一种隐藏自己真实情感的防御机制。支持这种观点的人认为,人们使用幽默来贬低、诋毁他人,或者夸大自我价值。因此,幽默被视为一种应该避免出现的行为。

如今幽默感被视为一种能力。积极心理学指出,幽默能够提升他人对自己的印象,让人感觉亲密,并能帮助我们缓解压力、建立与世界的联系、领悟生命的意义。幽默感与聪明、好学等优势相比,能够使人增强情感福祉,并给人乐观向上的感受。

我们该如何理解、欣赏并创造幽默呢?

幽默不一定能让人发笑

有时候,人们无法理解别人幽默的语言,原因至少有两点:第一,语言必须创建一个心理表征,而这个心理表征必须与另外由笑话建立的心理表征相冲突;时机和笑声可以向聆听者暗示这个心理表征是与自己以往的经验不同的。第二,你必须能够抑制最初的心理表征。

如果言语中有冒犯性的因素存在,如含有宗教、种族或性别歧视,会令人厌恶。

为什么老年人不能像年轻人那样容易理解幽默?因为衰老的过程使得人们逐渐失去了创建多个表征、检测不协调感所需的认知资源。理解幽默依赖于人们的记忆容量和控制功能。

人生阅历是理解幽默的平台

智慧是一种推理能力,随着年龄的增长而提高,并与主观幸福感相关。幽默和智慧紧密相连,聪明的人懂得如何利用幽默来缓解气氛、释放压力。

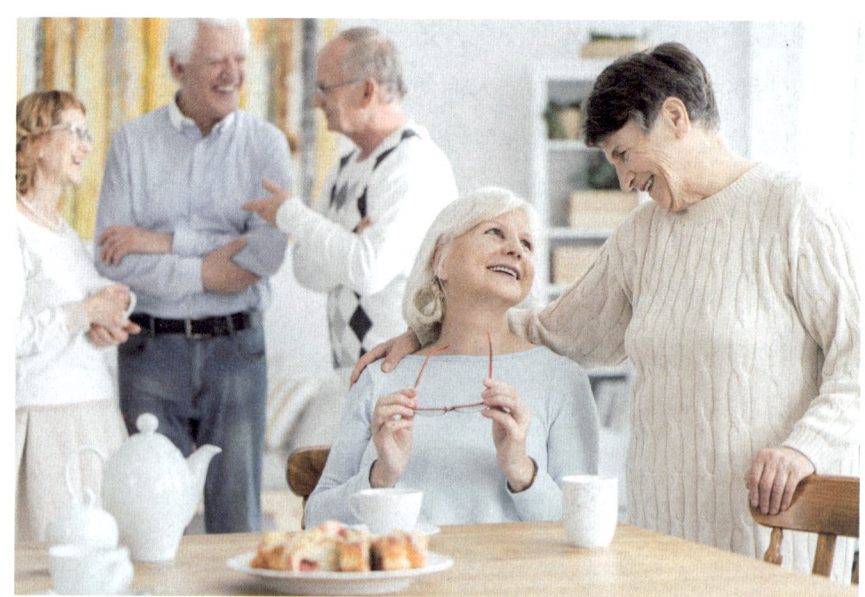

老年人容易笑，但不容易理解幽默

此外，直觉是一种决策形式，直觉随着经验和专业技能的积累而增强。跟幽默一样，对于直觉的研究目前正沉浸在心理学研究的"蜜月期"。在图式的形成和矛盾的消除中，直觉是幽默的催化剂，人们更加倾向于通过第一印象而非逻辑分析来感知和欣赏幽默。

人们思考过去的方式与个人幽默感紧密相关

一项研究发现，那些能够以积极的方式理解幽默的人能够以积极的视角去反思过去，而那些使用自贬型幽默（用不当的自我贬低来求得他人支持的幽默）的人则以消极的视角回想过去。这种类型的研究可以帮助人们思考和理解社会交际方式。这样的研究还表明，尝试以积极的方式发挥幽默感可以改善人们思维中的情感基调和情绪。临床心理学家也将幽默作为一种治疗方式，用以提高人们的主观幸福感。

一些研究初步表明：那些幽默感强的人往往更专心于自己过去、现在和未来的积极方面；那些在生活中寻求幽默的人往往更专注于自己目前生活中较好的一面。

学会尊重和理解幽默的文化差异

随着人们对幽默价值的理解逐渐加深，以及人们逐渐意识到幽默和其他重要的思维过程与性格之间千丝万缕的联系，实验心理学家正在根据最新研究重新编写关于幽默的书籍。

虽然人们对于什么是好笑的、什么是不好笑的还持有不同意见，实验心理学家还是达成共识：幽默是一种严肃的行为科学。这一点绝非开玩笑。

4-2 如何让自己变得更有想象力?

第4章 提升我自己

不管你是否对于凡·高的《星夜》或爱因斯坦的时空理论感到迷惑，或许你都会认同二者均是具有高超创造力的杰出作品。想象力和创造力驱使人类作为一个种族整体进步，拓展世界的边界，并不断带来新思想、新发明和新发现。

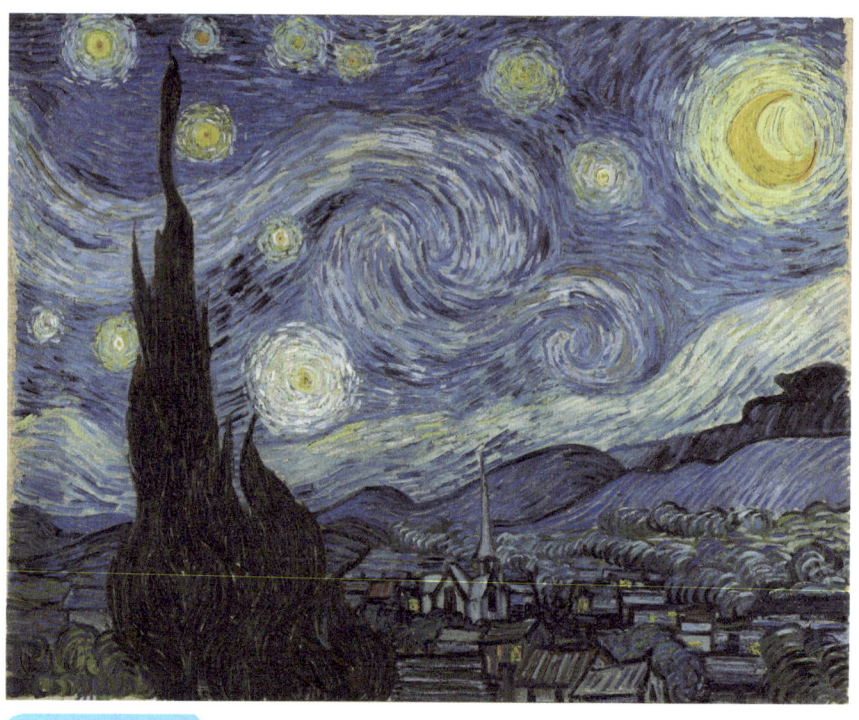

《星夜》

但是，为何人与人的创造力相差如此之大？我们可以通过训练让自己变得更有想象力吗？基于三种不同但相互关联的想象力，科学研究给上述问题带来了一些答案。

创造性想象力

创造性想象力与重大突破有关。不同于日常生活中的创意，创造性想象力来去无踪、难以捉摸，也最为艺术家、科学家所推崇。

创造性想象力有办法捕捉吗？有些人天生更有创造力。研究也发现环境（或仅仅只是陷于困境）可以帮助人提升创造性想象力。比如，有实验性研究发现，如果给孩子布置更需要创造力的任务，或让其观察有创造力的人，他们也将变得更有创造力。

创造性想象力有两种思维：发散思维与聚合思维。发散思维指围绕某一特定问题或议题广泛思考的能力。发散思维与直觉思考有关，自动产生，会更快。聚合思维帮助在特定问题或议题的范畴内，评估想法的效用。这个过程依赖分析思考，需要权衡，会更慢。

所以，如果你在创作巨著，和不同的人进行头脑风暴，或参加创造性思维或写作的课程，应用发散思维和聚合思维，你可能会收获很多新想法。

但这个过程不一定能帮助你选出好想法。研究显示，接触、经历是首要条件。在某个领域工作或关于某个话题思考越久——更为重要的是勇于试错——则越

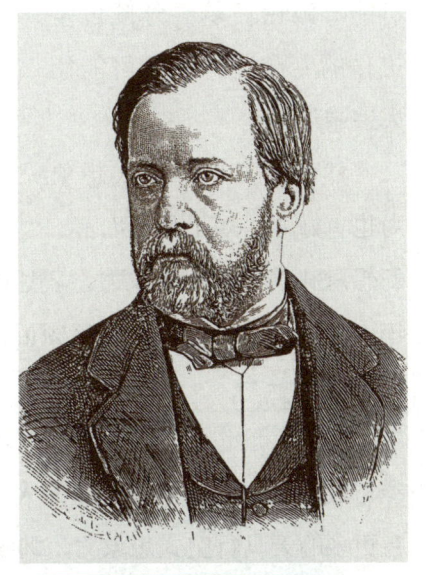

路易斯·巴斯德

有可能靠直觉想出、选出合适的想法。

因此，正如法国微生物学家路易斯·巴斯德所说："机会垂青于有准备的人。"对于艺术也一样，西班牙画家巴勃罗·毕加索曾建议："像专业人士般学会规则，好让你像艺术家一般打破它。"

天马行空式想象力

对于很多人而言，能够完全专注于某个想法是最终成功完成创意性项目的关键，所需要的或许是科学家所谓"天马行空式想象力"。

乍看之下，天马行空式想象力未必是大家想要的能力，因为天马行空式的幻想可能导致白日梦，分散日常工作的专注度，甚至可能让人逃避现实。

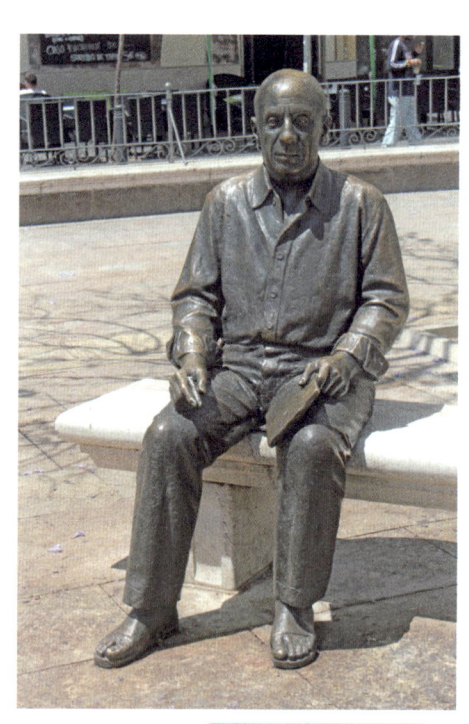

毕加索雕像

然而，天马行空式想象力也有好处。对于小孩而言，幻想意味着创造性想象力、表达能力、视角选取能力的提升；对于成年人而言，幻想可以帮助巩固记忆、创造性地解决问题，以及创造性地策划。

所以，这也是一项值得提升的能力。研究发现，幼时被父母鼓励参与戏剧、角色扮演等游戏的人，有更强烈的幻想倾向，业余演员也有更多的天马行空式想象力。训练这项能力永远不会太晚。

片段式想象力

片段式想象力与天马行空式想象力很像，但更偏向于使用真实的记忆片段和细节，而非幻想事件的虚拟细节。

片段式想象力可以帮助人们为过去的经历想象不一样的选择，并从错误中吸取教训，或者想象未来可能遇到的问题以及解决办法。有研究发现，视觉想象能力更强的人，在想象未来场景的时候可以体验更多感官细节。

然而，尽管近年来很多自我提升的书籍建议"你想象什么，就会发生什么"，真正应该做的正好相反。应对未来的最好准备是想象未来想要之事的细节，而非结果。有研究发现，想象结果（想象考试中取得更好的成绩）的学生比想象细节（想象更认真地学习）的学生考试成绩差很多。

提升想象力与创意的方法有很多，包括角色扮演、创意练习、戏剧体验等。

想象力让人类更为聪明，正如爱因斯坦所说："智慧的真正标志并非知识，而是想象力。"

4-3 如何利用遗忘曲线来改善记忆？

记忆像一把钥匙，为我们打开未来世界的大门。记忆力直接关系到我们对知识与经验的积累能力，同时还决定了我们认识事物的深度和广度。超强记忆力可以是后天训练所得，因为记忆有其规律和改善的技巧。

德国著名心理学家艾宾浩斯曾做过一系列实验：用无意义的音节做记忆材料，用节省法统计一段时间内"记住"和"遗忘"材料的数量。根据统计的结果，艾宾浩斯描绘出了显示遗忘进程的曲线，即著名的艾宾浩斯遗忘曲线。它对人类的记忆进行了系统的、数学模型的图像化呈现，也使对记忆的研究成为心理学中的热门领域。

艾宾浩斯遗忘曲线表明，人类大脑对新事物遗忘得很快，遗忘的速度先快后慢。在接收新信息20分钟后，人们会忘掉大约三分之一的最初信息，24小时后，人们会忘记余下信息的三分之二。之后，每天遗忘信息的量会逐渐递减，

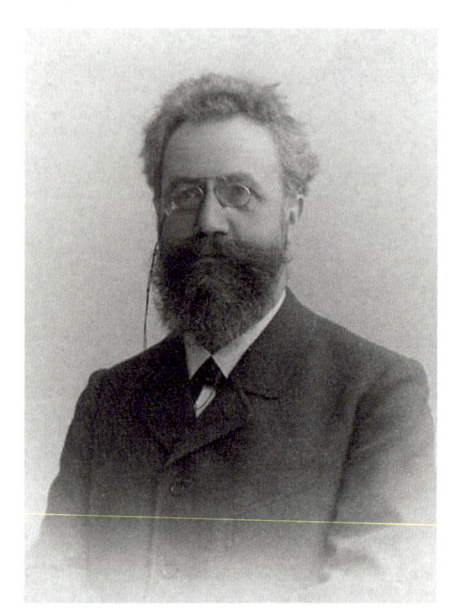

艾宾浩斯

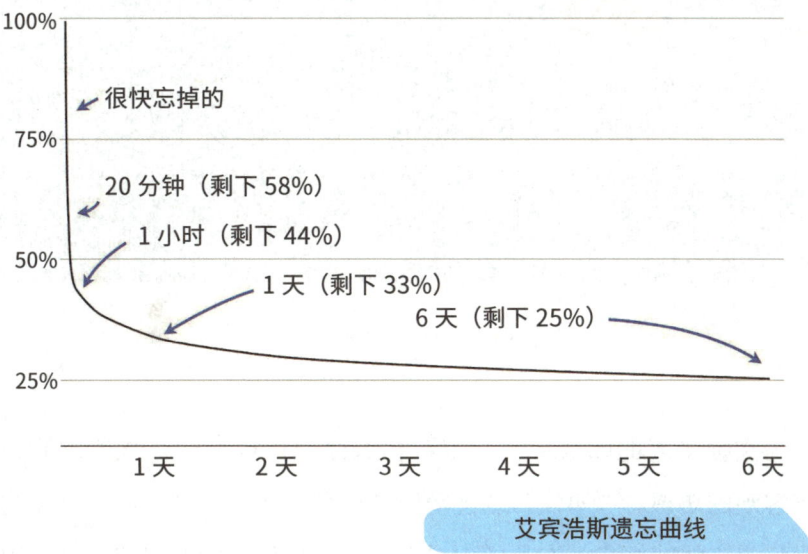

艾宾浩斯遗忘曲线

最后剩下的信息就是我们最终记住的。

艾宾浩斯遗忘曲线所显示的记忆规律是普遍存在的，如果我们了解它，就可以利用它来实现比较高效的记忆。比如刚刚学习新知识后，要马上复习，趁热打铁，而复习也要反复多次，持续一段时间，这样既能防止"忘得快"，又能实现"记得牢"。

尽管如此，艾宾浩斯遗忘曲线并不是帮助我们成为"记忆达人"的唯一工具。要提升记忆力，有效率地学习，需要我们在个人经验的基础上不断尝试，找到最适合自己的记忆和学习方法，为未来的社会生活练就强有力的基本功。

4-4 理智和情感不是相互独立的，而是不可分割的

在很多人的印象中，一直存在这样一种观点：科学追求的是纯粹客观的知识。"事实""证明""证据"和"自然法则"这类词语是科学方法的标志。在科学中没有情感或任何主观好恶的容身之地。饱含情感的研究还是留给艺术吧！这种思想通常被称为"斯波克观点"，斯波克是电影《星际迷航》中的人物，他信奉的理念就是逻辑优先于情感。

事实上，这个观点的几乎每一个部分都是错误的。斯波克观点与认知神经科学在过去三十多年中的研究成果相悖，而这些成果揭示了理性思想与情感之间具有非常紧密的联系。

没有经历过情绪反应的人，一般被称为快感缺失，他们在做事情的时候不会感觉到快乐和满足，只会努力做出看似理性的决定，优先考虑某些事项并贯彻完成任务。

神经学家曾描述了理智与情感在"活动周期"中的结合，通过协调它们来激励和维持适当的行动方式，视情况的变化而改变处理手段。这才是科学家真正的积极理性思维，而快感缺失的人在这一方面是处于劣势的。

这说明了理性思维依赖于情感。究竟为什么理性思维需要情感才能有效运作，这是一项正在深入进行的研究，而且其中一部分内容与哲学相关。

科学始于好奇心

古希腊哲学家柏拉图曾提到,他的老师苏格拉底认为好奇心具有科学价值。

当人们对事物的非凡性,或者某种全新的经历感到惊奇时,这种感觉对于激发探究心理和产生对自然的尊重是至关重要的。比较两个句子"我想知道是否……"和"……是多么令人惊奇"。第一个句子中的好奇意味着无知,会随着不断发现事实而消失。第二个句子指的是对于大自然奇迹的好奇感,它不会被科学解释削弱。这两种好奇感对于科学实践来说都是不可或缺的。

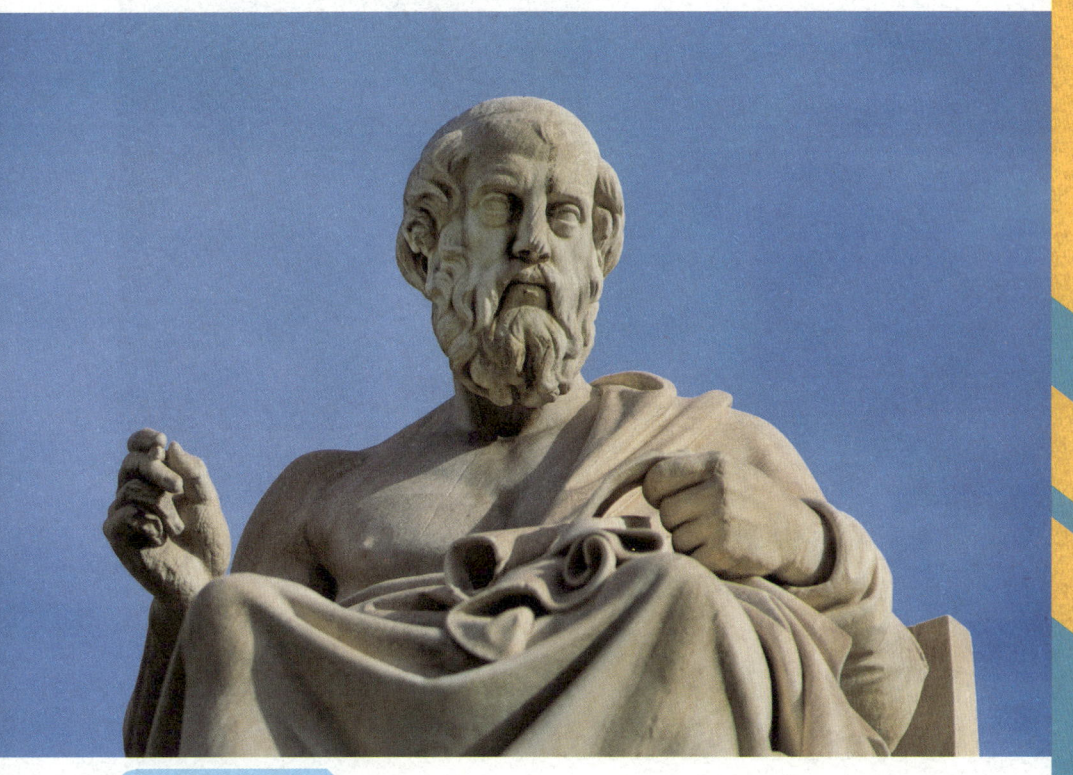

柏拉图雕像

理智和情感不是相互独立的,而是不可分割的

法国数学家和哲学家勒内·笛卡儿认为好奇心有集中注意力的作用。好奇心让人能够不像金鱼那样被周围任何闪光的东西吸引。即使对于"理性主义者"笛卡儿来说,理性的猜测也需要情感。

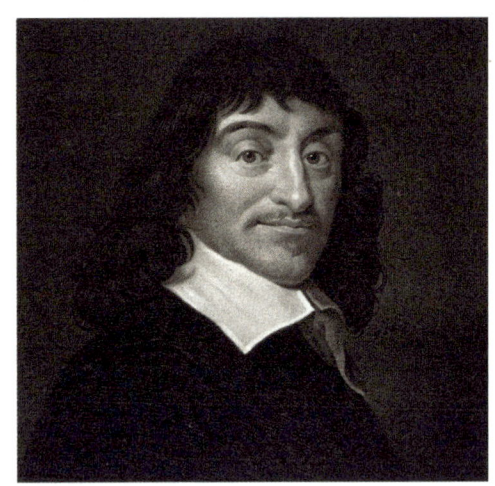

勒内·笛卡儿

18世纪的苏格兰哲学家大卫·休谟的见解更进一步,他认为"理智应该是情感的奴隶"。休谟认为,如果理智只是做出有效推论的工具,那么它不足以使人们弄清楚真正应该关心什么。正如休谟所说的,理性提供的只是手段,而不是探究或行动的目的。

现在绝大多数人认同好奇心与科学同样重要。由科学家制作的宇宙系列片中就经常向观众传达这个观点。许多关于科学的

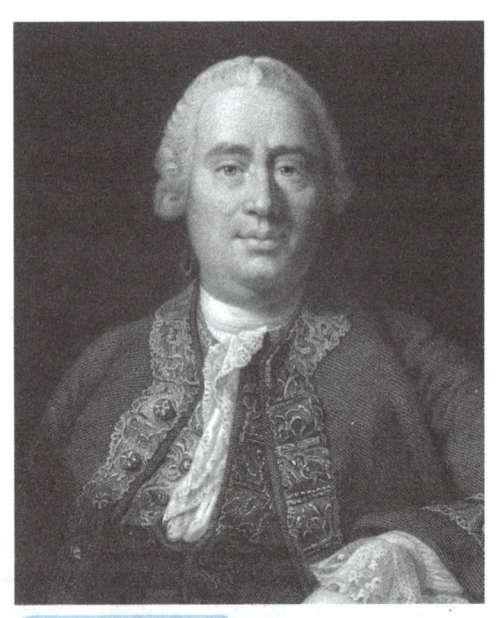

大卫·休谟

电视纪录片也有相同的作用,尤其是电影纪录片,如《地球上的生命》和《蓝色星球》,更是如此。

科学是主观的

虽然听起来很奇怪，但是科学的过程是主观的。很多人认为，"主观"和"客观"这两个词语是相反的，其实不是这样。有三个科学研究的例子可以很简单地验证这个观点：

例子一：《科学革命的结构》是20世纪被引用最多的作品之一，它的作者托马斯·库恩指出，科学家在处理数据时，会根据他们的个人判断，优先考虑精确性、合理性、重现性和简单性。一位科学家在设计科学模型时可能会认为简单性比准确性更重要；而另一位科学家可能会认为重现性比精确性更重要。因此，两位科学家在处理相同数据时可能会得出不同的结论，而每一个结论都是以合理的方式获得的。

例子二：假设演绎法是指科学家提出假设，进行推测，然后通过实验验证这些推测。这个方法直到现在依旧是科学研究最重要的方式之一。正如科学哲学家指出的那样："我们不要求产生假设的过程本身是合理的和可验证的。"假设的产生可能是情感或想象的过程。

例子三：对推断最好的解释并不是说演绎方法中不涉及情感的行为。爱因斯坦不是仅关注数据就推理出狭义和广义相对论，他的理论是他想象力的产物。

由上述事例可以得出结论：科学的发现过程除了观察、分析和逻辑之外，还需要情感和想象力。

理智和情感不是相互独立的，而是不可分割的

4-5 翻开一部孤独史

孤独在现代社会成为一个越来越能引起共鸣的话题，而且孤独通常是一种个性化的描述和体会。有人因孤独而烦躁，有人因孤独而成长，有人将其比作"一个人的狂欢"，也有人为了不孤独而不断参加聚会。在中国传统社会中，孤独更接近特立独行。我们的文化倾向于集体性的社区或家庭生活，以血缘或地缘关系建立一张关系网，每个

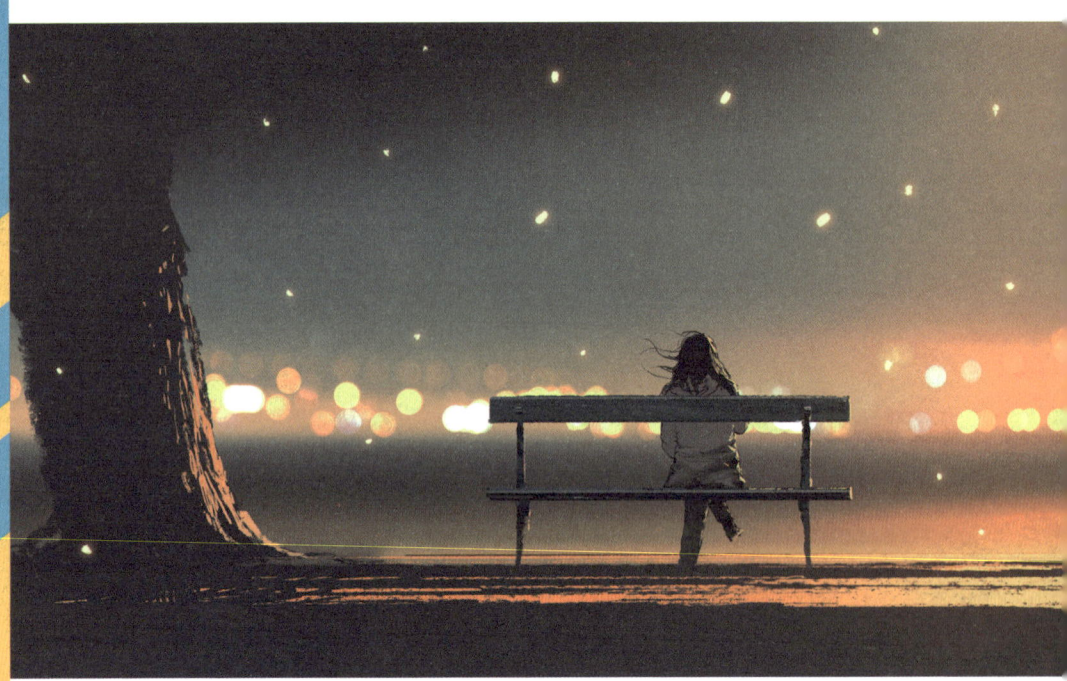

孤独

人都是这张网中的一个点。时至今日，随着整个世界的趋同化，家庭或社区开始慢慢分裂解体，社会变得原子化，人们在获得更多自由的同时好像显得愈加孤独。

那么孤独是不是已经演变成社会问题了呢？

美国专家发现，最常见的疾病不是心脏疾病或者糖尿病，而是孤独引起的病症。也有人说，长时间的孤独造成的危害不亚于"每天抽15根香烟"，它对人的杀伤力比肥胖可大多了。孤独目前已被认定是危害公共健康的大问题，甚至可以当成一种流行病。人们不断探寻孤独的原因，希望借此发现解决办法。

一位作家在写作时发现，浪漫主义时期诗人刻画的孤独在当时还是一个新颖的概念，治愈方法也很简单。但是，随着孤独概念的转变，人们发现找到治愈之法越来越难。

中世纪的孤独——离群的羔羊

孤独似乎是永恒普遍的人生经验，但其实它起源于16世纪末。"loneliness"源于中世纪英语，它是"lonely"的名词形式，而"lonely"由"lone"和"ly"组成。"lone"来自"alone"，是后者的简略说法。说到底，"alone"其实由"all"和"one"组合而成。它是所有人和一个人的组合，也是所有人和一个人的对立，本身自成一种矛盾体。彼时，孤独仅仅意味着远离人群可能会遇到的危险。

在现代英国早期，离群索居无异于脱离社会的保护，陷入龙潭虎穴。遥远的森林和山峦散发着令人恐惧的气息，在这些地方可能遇到危险，而如果孤身一人，就无法向人求助。过去，布道者为了威慑教众，还会诱导他们把孤独想象成极可怕之地——地狱、坟墓或荒漠。

直到17世纪，孤独这个字眼还很少出现在文学作品中。在1674

年，自然学家约翰·雷收集了使用频率较低的词，编纂成词汇表。他把"孤独"一词也收录在内，并定义为远离四邻的地区或人。

1667年，约翰·弥尔顿写出著名的叙事诗《失乐园》，在英国文学史上第一次写出了代表孤独的角色：撒旦。在去往伊甸园引诱夏娃的时候，撒旦迈着"孤独的脚步"走出地狱。但弥尔顿没有详细刻画撒旦的心绪，相反，他着意写出撒旦穿过最终的荒凉之地——一个介于地狱和伊甸园之间的地带，天使从未踏足过这个地方。

撒旦把他的孤独放在一种脆弱的心境中进行表述："我离开他们，独自肩负这前途叵测的差事，为了大家，我自己一个人暴露无遗，一步步踏着虚无缥缈的深渊，踽踽独行。"（摘自《失乐园》，刘捷译本）

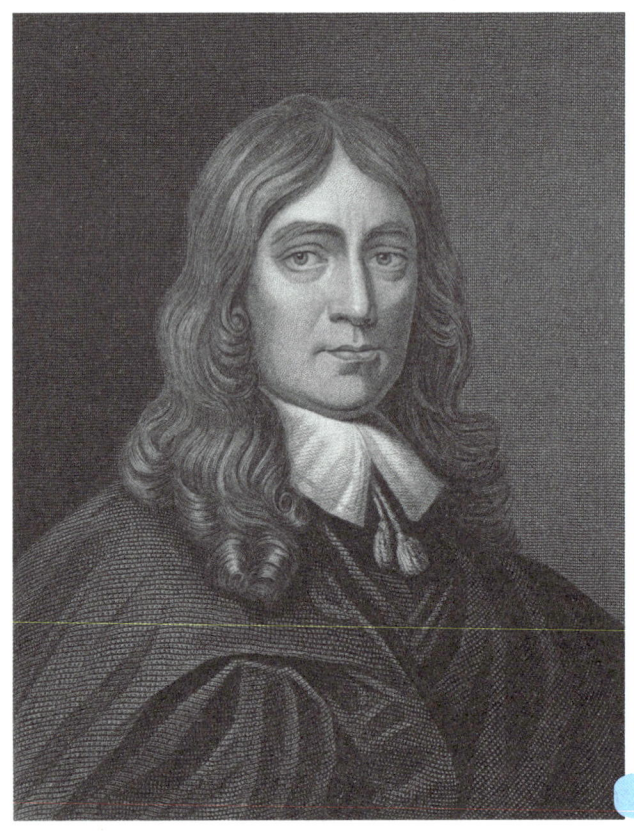

约翰·弥尔顿

现代孤独——另一种孤独

人们对孤独的天然恐惧仍然还存在，但这个问题已经迁移到城市中来了。有研究表明，独居的比例、家庭和社区单元的分解呈现遽升态势。有人想让孤独的人们搬到邻人周围，来解决这个问题。

现在，孤独逐渐开始内化，变得越来越难以排解。因为孤独逐渐占据了心灵，甚至居住在喧嚣城市的人们也开始感到孤独，这种孤独并不能简单地依靠身边有人做伴来解决。

现代意义的孤独并不仅仅关乎物理距离的远近，它是一种与人疏离的心绪。有的人尽管身处人群中，甚至有朋友或爱人相伴，但也会有孤独感。荒凉之感已入驻了人们的内心。

海内存知己，孤独若比邻

孤独令人生惧的原因之一是没有良方排解，这种抽象的孤独比较可怕。但我们不妨换个角度去看它，要认识到孤独是人类深层的体验，不能仅仅将其视为负面感受，这样一来，可以给人们带来心理上的慰藉，尤其是让孤独的人群找到认同感。每个人对孤独的感受都不同，很难去描述，去了解他人对孤独的不同体验可以缓解迷失感。

另外，阅读文学书籍可以减轻人的孤独感。我们不必非得阅读专门讲述孤独的书籍，如《弗兰肯斯坦》（英国诗人雪莱的妻子玛丽·雪莱之作）或《隐身人》（赫·乔·威尔斯之作）等，我们可以通过阅读与作品中的人物产生联结。他们可能也会感到孤独，更有意义的是，他们的孤独会使读者感同身受，孤独因此不再是异端的概念。

文学也给人们示范了如何"海内存知己，孤独若比邻"。英国浪漫主义诗人过去常常互相借鉴孤独的感受，既激发了创作，也可引起共鸣。在人们共享孤独时，无论是面对面的交流还是文字上的互动，一个群体或团体就有机会建立起来。尽管孤独仍使人感到脆弱，但从起源来看，孤独已经与彼时的同义词"隔离"愈行愈远了。

也许，诗人海洋·王（Ocean Wang）给了现代孤独一个比较恰切的诠释，他在诗中说："孤独不过仍是与世界共度的时光。"借此与孤独的现代人共勉。

图书在版编目（CIP）数据

人体说明书 / 中国科普研究所科学媒介中心编著. -- 北京：朝华出版社，2024.4
ISBN 978-7-5054-5005-9

Ⅰ.①人… Ⅱ.①中… Ⅲ.①人体—青少年读物 Ⅳ.①R32-49

中国版本图书馆CIP数据核字(2022)第013720号

人体说明书

编　　著	中国科普研究所科学媒介中心

选题策划	袁　侠
责任编辑	王　丹
特约编辑	刘　莎　乔　熙
责任印制	陆竞赢　崔　航
封面设计	奇文雲海 [www.qwyh.com]
排　　版	璞茜设计 2815932450@qq.com

出版发行	朝华出版社		
社　　址	北京市西城区百万庄大街24号	邮政编码	100037
订购电话	（010）68996522		
传　　真	（010）88415258（发行部）		
联系版权	zhbq@cicg.org.cn		
网　　址	http://zhcb.cicg.org.cn		
印　　刷	天津市光明印务有限公司		
经　　销	全国新华书店		
开　　本	710mm×1000mm　1/16	字　数	97千字
印　　张	7.5		
版　　次	2024年4月第1版　2024年4月第1次印刷		
装　　别	平		
书　　号	ISBN 978-7-5054-5005-9		
定　　价	49.80 元		

版权所有 翻印必究·印装有误 负责调换